はじめての看護理論

勝又正直　名古屋市立大学看護学部教授

第2版

医学書院

●著者略歴

勝又　正直（かつまた　まさなお）

　1956（昭和31）年　　岐阜県生まれ
　1979（昭和54）年　　名古屋大学文学部卒業
　1988（昭和63）年　　東京大学総合文化研究科相関社会科学専攻博士課程
　　　　　　　　　　　単位取得退学（学術修士）
　現在　　　　　　　　名古屋市立大学看護学部教授

〔著書〕
　『教祖とその周辺』　雄山閣出版（共著）
　『ナースのための社会学入門』　医学書院
　『ケアに学ぶ臨床社会学』　医学書院
〔訳書〕
　ヴィルヘルム・ヘニス著『マックス・ヴェーバーの問題設定』
　恒星社厚生閣（共訳）

　e-mail : masa01@iamas.ac.jp

はじめての看護理論

発　行　2005年2月15日　第2版第1刷ⓒ
　　　　2020年1月1日　第2版第12刷
編　集　　勝又正直
　　　　　　かつまたまさなお
発行者　　株式会社　医学書院
　　　　　代表取締役　金原　俊
　　　　　〒113-8719　東京都文京区本郷1-28-23
　　　　　電話　03-3817-5600（社内案内）
印刷・製本　双文社印刷
（第1版は1995年11月30日，日総研出版より発行）

本書の複製権・翻訳権・上映権・譲渡権・貸与権・公衆送信権（送信可能化権を含む）は株式会社医学書院が保有します．

ISBN978-4-260-33387-0

本書を無断で複製する行為（複写，スキャン，デジタルデータ化など）は，「私的使用のための複製」など著作権法上の限られた例外を除き禁じられています．大学，病院，診療所，企業などにおいて，業務上使用する目的（診療，研究活動を含む）で上記の行為を行うことは，その使用範囲が内部的であっても，私的使用には該当せず，違法です．また私的使用に該当する場合であっても，代行業者等の第三者に依頼して上記の行為を行うことは違法となります．

JCOPY 〈出版者著作権管理機構　委託出版物〉
本書の無断複製は著作権法上での例外を除き禁じられています．複製される場合は，そのつど事前に，出版者著作権管理機構（電話 03-5244-5088，FAX 03-5244-5089，info@jcopy.or.jp）の許諾を得てください．

まえがき

　社会学の学説研究者にすぎなかった私が，看護学に関心をもつようになったのは，中木高夫さんの『POSをナースに』（医学書院）という本を読んでからです．恥ずかしいことに，私はそれまで看護学に対して医学の補助学問ぐらいのイメージしかもっていませんでした．しかしこの本に刺激を受けてさらに看護学について勉強していくうちに，看護学が，実は医学とは異なる視角をもった独自の学問であり，さまざまな関連学問の成果を取り込むことで，一個の人間学として成長しつつある，ということを知りました．

　看護学が取り入れているのは，自然科学の成果だけではなく，広く人文科学，社会科学の成果にまで及んでいます．しかしこれら人文・社会系の学問の内容は，これまであまり十分に説明されてきませんでした．

　こうした反省をふまえて，この本では，看護学に取り入れられている主に人文・社会科学の成果をできるだけわかりやすく説明することにしました．またさまざまな看護学者の理論を，その導入した理論との関係から，できるだけすっきりと説明してみました．さらに看護診断に取り入れられている人文・社会科学系の理論の説明も，その合間に「間奏曲」としてはさみました．

　今回の改訂版では，細かな記述の修正・加筆だけでなく，新たに文化人類学の影響を受けたレイニンガー看護論の解説を加えました．これで看護師が身につけるべき人文・社会科学のかなりの部分を網羅することができたと思います．

　また初版では，私がすべて原案（ネーム）を描いたイラストを載せていましたが，今回も引き続き，私の原案によるイラストを載せました．

内容の理解のお役に立てばと思います．
　この試みがどれだけ成功しているかは読者の皆さんの厳しい審判を待つよりほかはありません．しかしこの試みは誰かがやらなくてはならなかったものだ，と信じて疑いません．
　さあ，看護学の素晴らしい豊饒(ほうじょう)な世界へといっしょに船出しましょう！

　　2005年1月

　　　　　　　　　　　　　　　　　　　　　　　　　　勝又正直

幹：人間学としての看護学

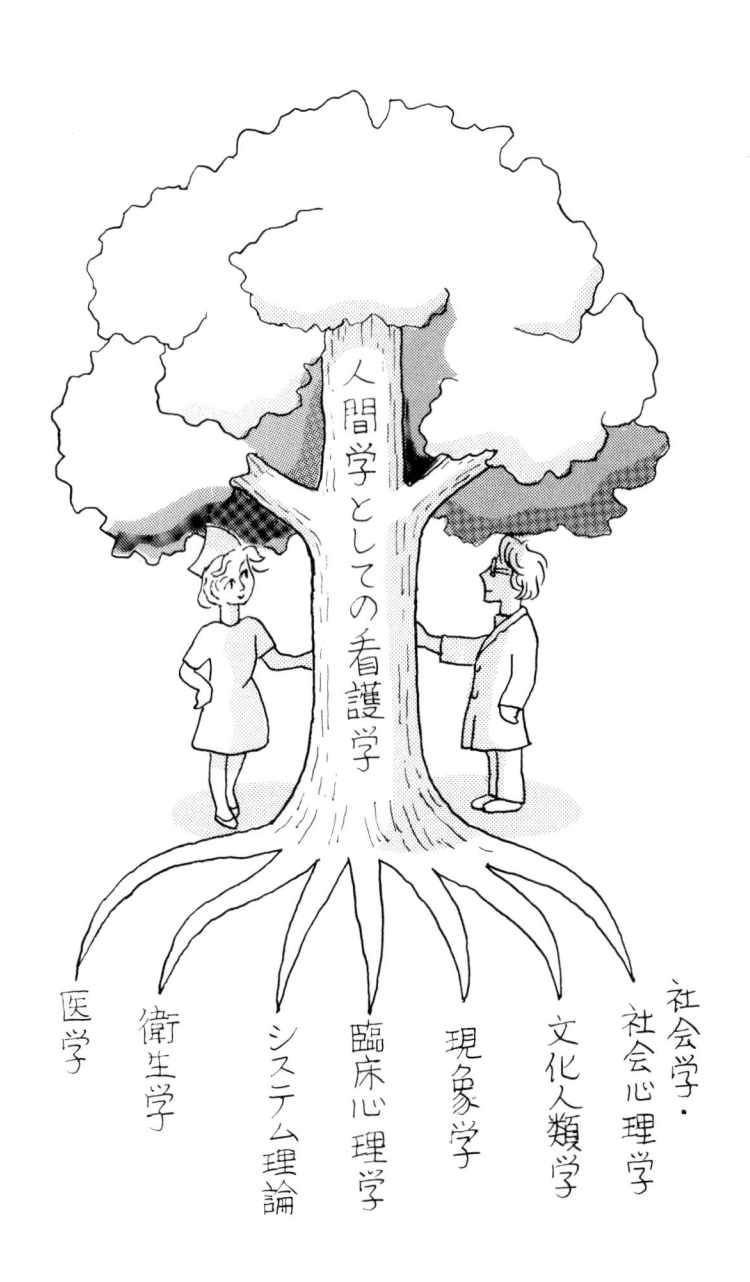

根：
- 医学
- 衛生学
- システム理論
- 臨床心理学
- 現象学
- 文化人類学
- 社会心理学
- 社会学

目次

まえがき……………………………………………………………… iii

I. 序論 ……………………………………………………………… 1
 第1章　ナイチンゲールの看護論から ……………………… 2

II. セルフケア論と看護理論 ……………………………………… 13
 第2章　ヘンダーソンの看護理論………………………………… 14
 第3章　オレムの看護理論……………………………………… 22

間奏曲I　役割理論 ……………………………………………… 33

III. システム理論と看護理論 …………………………………… 45
 第4章　システム理論とは何か………………………………… 46
 第5章　看護理論におけるシステム理論
     概観とオレムの看護システム……………………… 60
 第6章　ロイの看護理論………………………………………… 66
 第7章　ロジャーズの看護理論………………………………… 77

間奏曲II　セルフ・コンセプト（自己概念）………………… 89

IV. 臨床心理学と看護理論 ……………………………………… 107
 第8章　心理学と看護理論……………………………………… 108
 第9章　精神分析からカウンセリングへ……………………… 118
 第10章　ペプロウの看護理論…………………………………… 130
 第11章　現象学から実存心理学へ……………………………… 137
 第12章　トラベルビーの看護理論……………………………… 151

間奏曲III　ノンバーバル・コミュニケーション …………… 161

V. 文化人類学と看護理論 ……………………………………… 175
第13章　文化人類学とレイニンガーの看護理論………………… 176

VI. 現象学と看護理論 …………………………………………… 197
第14章　人工知能論とベナーの看護理論……………………… 198
第15章　ストレス理論とコーピング理論 (1)
　　　　　　生理学から心理学へ…………………………… 213
第16章　ストレス理論とコーピング理論 (2)
　　　　　　心理学から現象学へ…………………………… 224
第17章　臨床看護の卓越性　ベナーの看護観………………… 235

あとがき……………………………………………………… 247
索引……………………………………………………………… 249

（本文イラスト＝望月恵子）

I. 序論

　第1章では，ナイチンゲールの看護論にあった，医学とは異なる患者のとらえかたを掘り起こします．そして，それを枠組みにして，これから扱うさまざまな看護理論家の理論をあらかじめ整理します．

第1章

ナイチンゲールの看護論から

　言うまでもないことかもしれませんが，看護学の展開には，やはり近代看護の創始者フローレンス・ナイチンゲールが大きく影を落としています（落としすぎている，という声もあるかもしれませんが……）．今日までの看護理論は，すべからくナイチンゲールの看護観を出発点として，それを展開しているとみることができます．

　ところで一般に看護のことを知らない人たちは，「看護とは医者の補助である」とかぐらいにしか思っていません．ですから「看護学は医学の一部，あるいは下請けみたいなもの」と思っている人も多くいます．しかしナイチンゲールを創始者とする近代看護学の考えは，実はそうした一般的看護観とはかなり異なっています．看護学は，医学の病気のとらえ方とはかなり異なる，時にはそれと対立するような，病気のとらえ方をする学問なのです．

　このことを説明するために，まず近代医学のものの考え方を簡単にまとめ，それと対照させてナイチンゲールの病気に対する考え方をみてみましょう．そうしてこのナイチンゲールの考え方から，これから取り扱う各看護理論家の理論を整理する枠組みを引き出すことにしましょう．

1. 近代医学のものの考え方

　ふつう西洋的な近代医学では，病気とは疾患をもつことであり，その疾患は特定の原因によって引き起こされたものとみなします．例えば，結核患者は結核菌によって胸をおかされており，エイズ患者はエイズウイルスによって免疫系をおかされていると診断します．これを「**特定病因論**」といいます．

　医学は，こうした疾患の原因となるものを根絶し除去するべく，薬物の投与や手術といった患者の体への積極的な介入をおこないます．患者は，医学が治してやる受動的な対象でしかありません．

　人間の体の治療は，基本的には機械の修理と変わりありません．悪いところは除去してやり，できれば代わりの部品（臓器）に取り替えてやります．治療（修理）にあたっては，最新の科学技術（テクノロジー）が使われます．医学において用いられる科学技術は生物学です．こうした生物学を基礎とした医学のことを「**生物医学**」(biomedicine) と言います．

　19世紀末，パスツールは炭疽菌を発見し狂犬病のワクチンを発明しました．またコッホは結核菌，コレラ菌を発見しました．細菌学の目覚ましい成果は「病気にはそれを引き起こす特定の病原菌がある」という原則を打ち立てました．この原則は拡大・修正されて「病気には特定の病因がある」という原則，すなわち「**特定病因論**」となって，伝染病以外の病気一般にも適用されるようになったのです．

　今日では医学の基礎となる生物学は細菌学から，遺伝子などを扱う分子生物学へと変わりつつあります．しかし例えば，大腸がんを引き起こす特定の遺伝子をつきとめる，という最近の遺伝子治療研究のやり方はまさに「特定病因論」の発想そのままです．

　19世紀末，細菌学がさかんになる前に医学で支配的だったのは**衛生**

学でした．実は西洋の歴史において，1760〜1840年にかけて，「**嗅覚革命**」と呼ばれる出来事が起きています[1]．それまでは気にもならなかった都市の悪臭がそのころからきわめて危険なものとされるようになりました．そういう感性がこのころ生まれ，そこから，不潔な場所から発する悪い空気「瘴気（しょうき）」（ミアスマ miasma）が伝染病を起こすという考え方（瘴気説）が生まれました[2]．公衆衛生学はこうした時代の感性に後押しされてさかんとなったのです．

　衛生学は，単純にいえば，悪い環境から病気が生じると考えていました．ですから衛生学者は，病気（特に伝染病）の予防のために，積極的に，上下水道の完備，建物の取り壊しと再建などの都市基盤の大規模な整備をするよう，活動しました．現在，私たちが観光で訪れるパリやロンドンなどのヨーロッパの都市は，この衛生学者の精力的な活動によって，現在の姿になったともいえるのです．

　しかし細菌学の出現により，衛生学は支配的な地位から滑り落ちてしまいました．しかし医学において細菌学が衛生学に対して優位に立ったというのは，決して細菌学のほうが正しくて衛生学が誤っていた，というような単純な関係ではありません．衛生学にしたがって病気の予防をするには，上下水道の完備，道路や建物の清掃などなど，多くの手間と費用がかかります．それに比べ，細菌学にしたがうなら，殺菌や化学物質（薬）の投与などをして病原菌を殺すだけでいいことになり，予防や治療はずっと手間がかからず安上がりです．例えば，終戦直後の日本では，孤児たちを風呂に入れてやるより，DDTを頭からふりかけるほうが手っ取り早かったのです．この効率のよさが細菌学の勝利をもたらしたのです．しかし細菌学の過大視は，抗生物質などの化学物質への過度な依存を生みました．その結果，例えば医療における院内衛生の軽視を生み，多くの「院内感染」を引き起こしています．

　医学の歴史では，細菌学の勝利がしばしば華々しく語られます．しか

図1-1 医学の進歩と死亡率の低下[1]

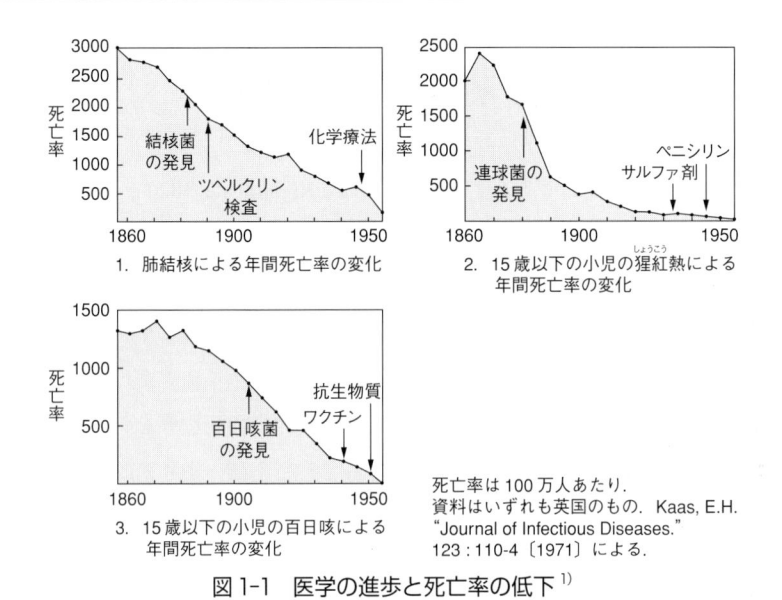

1. 肺結核による年間死亡率の変化（結核菌の発見、ツベルクリン検査、化学療法）
2. 15歳以下の小児の猩紅熱（しょうこう）による年間死亡率の変化（連球菌の発見、ペニシリン、サルファ剤）
3. 15歳以下の小児の百日咳による年間死亡率の変化（百日咳菌の発見、抗生物質ワクチン）

死亡率は100万人あたり．資料はいずれも英国のもの．Kaas, E.H. "Journal of Infectious Diseases." 123：110-4〔1971〕による．

し，結核や猩紅熱（しょうこうねつ）や百日咳などの伝染病による死亡率の推移をみてみると，19世紀後半からすでに死亡率は低下し続けており，病原菌の発見やワクチンや抗生物質の発明などが，とりわけ死亡率の低下をもたらしたとは言いがたいことがわかります（**図1-1**）．

　現在では，死亡率の低下のもっとも大きな要因は，栄養状態が良くなったことだとみなされています．実は医学の進歩は，伝染病による死亡率の低下にはあまり寄与していないのです．現在でも，アフリカなどの難民の高い死亡率を下げるのに効果的なのは，高度な医療技術ではなくて，むしろ簡単な衛生管理，例えば，きれいな水を飲めるようにすることといった単純なことなのです．

　むしろ細菌学の勝利は，医師に科学者としてのプライドを与えた，という意味で重要だったのかもしれません．医師が着る白衣には，自然科学者であるというプライド，多くの場合，生物学的な研究によって勝ち得た「医学博士」のプライドがこめられているのです．

2. ナイチンゲールの看護論

これに対して，ナイチンゲール(Florence Nightingale, 1820～1910)は，コッホなどの細菌学が優位となる以前の衛生学の影響を強く受けていました．ですからナイチンゲールは，細菌伝染説ではなく，むしろ「瘴気説」を信じていました[4]．このことは，学問的に遅れていると単純に割り切れるわけではないことは前節でみたとおりです．ナイチンゲールは，病棟の衛生管理を徹底的におこなうことで病院内での死亡率を低下させるのに確かに成功したのです．簡単に言ってしまえば，ナイチンゲールの第一の功績は衛生学の病棟への適用，つまり病棟の衛生管理の積極的な推進だったと言えるでしょう．

しかしナイチンゲールが，その後の医学に特定病因論をもたらした細菌学ではなく，それと対立する衛生学の影響を受けたことは，ナイチンゲールの病気のとらえ方，さらにはその後の看護学の病気のとらえ方を，医学の病気のとらえ方とは違う，独自のものとすることになりました．

ナイチンゲールは，現代的な意味でのいわゆる「看護理論」を書きませんでした．しかし看護についての考え方を『看護覚え書』という本にまとめました．この本でナイチンゲールは，「病気とは回復過程である」と定義しました[5]．そしてこの病人の回復過程を妨げることなく，それを促進させるべく，回復にふさわしい環境を整えることを，看護の重要な目的としました．

ふつう医学では，患者は環境からは引き離された存在として診断・治療されます．しかし衛生学の影響を受けたナイチンゲールの見方では，患者はつねに環境の中にある存在としてとらえられたのです．

さらにナイチンゲールは「病気とは回復過程である」とすることで，患者を治療の対象をみるのでなく，みずから回復していく能動的な主体

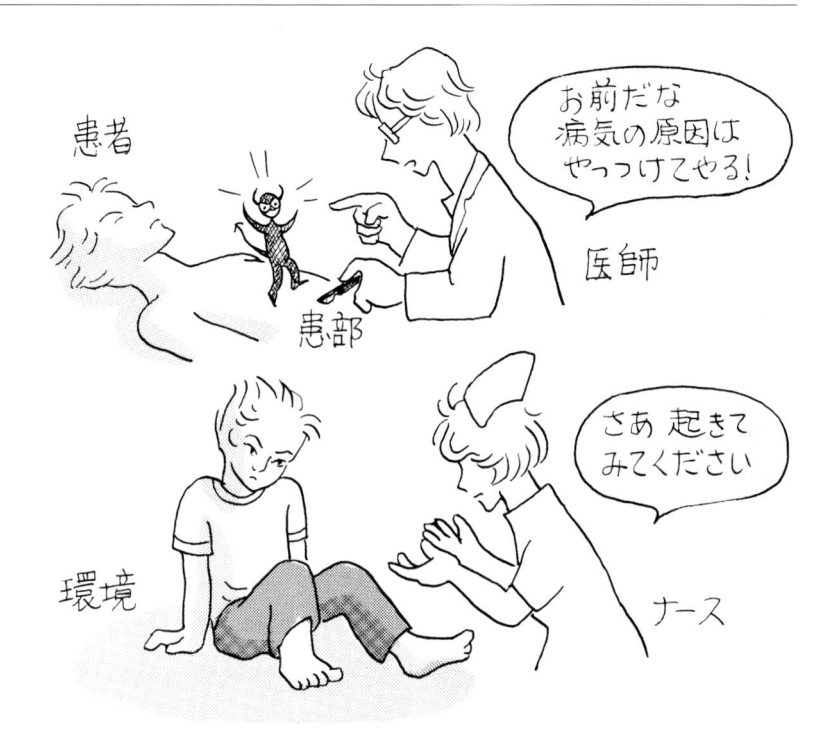

とみなしました．

　患者を治療（研究）の対象（素材）とみなす近代医学の発展に抗して，創始者ナイチンゲールによって，**看護は，環境の中に投げ込まれながらそこで生きていく能動的な主体としての人間を，その対象にするべく方向づけられた**といえるでしょう．してみると，ナイチンゲールが衛生学の影響を受け，その後の細菌説の影響を受けなかったことは，看護にはむしろ幸いだったのかもしれません．そのおかげで，看護は人間を環境の中で能動的に生きていく主体として把握できたのですから．

　ナイチンゲールは「患者という人間」（病む人間）の回復過程を援助するのが看護の働きだとみました．言うまでもなく，患者という人間は，単なる動物ではなく，心理的側面や社会的側面など多様な側面をもつ統

表1-1 看護のあり方と医学のあり方

	看護	医学
対象	環境内にある能動的な主体としての人間	受動的生物としての人間
働きかけ	回復への援助	肉体への介入
基礎となる学問	人間学（としての看護学）	生物学（としての医学）

一体です．患者の自力の回復を援助するために，看護は，衛生学の知識のみならず，患者の心理にもかかわる広い知識，すなわち人間全般についてのまとまりある知識（人間学）を必要とするのです．

以上の看護のあり方を医学のあり方と対照してまとめると，**表1-1**のようになると思われます．

3. 看護理論における展開

ナイチンゲールは『看護覚え書』の「補章」の中で次のように言っています．

「看護婦が学ぶべきAは，病気の人間とはどういう存在であるかを知ることである．Bは，病気の人間に対してどのように行動すべきかを知ることである．Cは，自分の患者は病気の人間であって動物ではないということをわきまえるべきである」[6]．

ここで言われている3つのことは，看護の理論が満たすべき3つの条件とみなすことができるのではないでしょうか．すなわち，看護理論は，次の3つの問題に答えられなければなりません．

① 動物とは違う人間とは，はたしてどういう存在なのか（C）．
② そうした人間がどうなったときに病気になったといえるのか，つまり病気の人間とはどういう存在であるのか（A）．
③ そうした病気の人間に対して看護はどのように働きかけるのだろうか，つまり看護とは何なのか（B）．

表 1-2 各理論家の理論の比較

理論家	人間	病気の人間（患者）	看護
ヘンダーソン	さまざまなニード（欲求）をもつ存在	ニードの充足が十分にできなくなった人間	ニードの充足を助ける
オレム	セルフケアする存在	セルフケアできなくなった人間	セルフケアの不足を補う
ロイ	環境に適応して自己維持する存在	環境への適応が不十分になって自己維持が危うくなっている人間	環境への適応を援助する
ロジャーズ	環境と相互作用しつつ発展する統一体	（環境との相互作用が十分できなくなっている統一体）	（環境との相互作用を援助してその本来の発展をとりもどさせる）
ペプロウ	（生理的・心理的な）ニードをもつ存在	ニードの充足が不十分な人間	病人が求めている（病人の状態によって異なる）役割をあえて引き受けて世話（ケア）をする
トラベルビー	意味付与する存在	（病い）の意味の欠如に苦しむ人間	病人の病いへの意味付与を援助する
レイニンガー	固有の文化の中で生きている存在	文化の中で病む人間	病人の固有文化を理解して世話（ケア）する
ベナー	気づかいつつ，意味の世界の中に住む存在	病いのために壊れた意味の世界に住む人間	病人の意味世界の再建を，気づかい（ケア）によって援助する臨床実践

　看護理論の多くは，これらの問題に対する解答とその解答のやり方によって整理できます．そこで，今後の解説の予告として，あらかじめ，本書で扱う看護理論を，この3つの問いに答えるものとして整理しておきましょう（**表 1-2**）[7]．〔私の推測によるものは括弧（　）でくくりました〕．

　オレム，ロイを経てロジャーズに至る看護理論家は，（看護の観点から）「人間とはどういう存在か」という問題に答えることにとりわけ力を入れています．

　ナイチンゲールの『看護覚え書』を今読んで驚くのは，非常にきめ細

表1-3 各理論家の理論に影響を与えた理論

理論家	影響を与えた理論
ナイチンゲール	衛生学
ヘンダーソン	マズロー心理学，ナイチンゲール看護論
オレム	ヘンダーソン看護理論，システム理論
ロイ	サイバネティクス理論（システム理論）
ロジャーズ	ホメオスタシス理論（システム理論）
ペプロウ	サリヴァン精神医学
トラベルビー	フランクル実存分析
レイニンガー	文化人類学，医療人類学
ベナー	ドレイファスの反人工知能論，現象学

かく患者の心理が書かれていることです．実はナイチンゲールはその人生を，看護師としてよりも，むしろ病人として過ごしました．彼女の細やかな患者理解は自分が患者（病人）であったことによるものでした．病人を動物とみなさない彼女の看護の視点は，当然，人間だけがもつ感情，心理，精神の側面に光をあてることになります．この側面を重視した理論を展開しているのが，ペプロウからベナーに至る看護理論家です．

ところで看護理論家はこれらの理論を展開するにあたって，さまざまな隣接学問の成果を取り入れています．

人間とはいかなる存在なのかという問題については，ヘンダーソンはマズロー心理学に，ロイはサイバネティクス・システム論に，ロジャーズは一般システム論に，レイニンガーは文化人類学に，影響を受けています．また患者と看護師との関係について，ペプロウはサリヴァンの精神医学の，トラベルビーはフランクルの実存分析の，影響を受けています．またベナーは看護実践を研究するにあたって，反人工知能論者で現象学者のドレイファスの影響を受けています（**表1-3**）．

このように，これまでの看護理論は，さまざまな理論や学問の影響を受けて生まれてきました．悪く言えば，外から借りてきた理論を上から押しつけることで看護理論はその体裁をなしてきたとも言えます．その結果，決して臨床の現場からくみ上げた理論とは言えない面がありまし

た。しかしナイチンゲールの『看護覚え書』は，そうしたうえからの大理論や精神論とは無縁な，きめ細かな実践の処方に満ちています．ナイチンゲールを継承しようとしたヘンダーソンは，看護理論の過剰な理論化に警戒心をもっていたように思われます．

看護学は臨床の現場からくみ上げた臨床の実践的な学問でなくてはいけません．私見によれば，パトリシア・ベナーの登場によって，看護理論はようやくこの臨床の実践的学問へと回帰し始めているように思われます．

本書では，ナイチンゲール以降の看護理論の内容を，それに影響を与えた理論や学問の内容をふまえながら解説することにしましょう．

●参考文献
　ここでは，私が本書を書くうえで参考にしたもののうち，読者のみなさんがさらに学んでいくのに手掛かりとなるような文献をあげることにします．
　近代医学のもつ問題を指摘したものとして次の本が優れています．
（1）バーナード・ディクソン著，奥地幹雄・西俣総兵訳：近代医学の壁，岩波書店，1981．
　さまざまな看護理論を整理したものとしては，
（2）ルビー L. ウェズレイ著，小田正枝日本語版監修：看護理論とモデル，第2版，HBJ出版局，1995．へるす出版，1998．
が簡潔でわかりやすい整理をしています．
（3）都留伸子監訳：看護理論家とその業績，第3版，医学書院，2004．
は詳細で文献リストが詳しいのがありがたい．
（4）ガートルード・トレス著，横尾京子・ほか監訳：看護理論と看護過程，医学書院，1992．
　ひとりの人間が書いたことで一本筋が通っています．
　ナイチンゲールはもちろん，
（5）湯槇ます監修：ナイチンゲール著作集1，2，3，現代社，1975～1977．
　ナイチンゲールの伝記は，
（6）セシル・ウーダム＝スミス著，武山満智子・小南吉彦訳：フローレンス・ナイチンゲールの生涯（全2巻），現代社，1981．
を私は読みました．

（7）**長島伸一：ナイチンゲール，岩波ジュニア新書230，岩波書店，1993.**
は小著ですが，社会史的研究をふまえており当時の時代状況を知るうえで便利です．

● 注・引用文献

1) アラン・コルバン著，山田登世子・鹿島茂訳：においの歴史，藤原書店，1990.
  　何が汚い，何がきれい，何が臭いか，よい臭いかなど，人間のものの感じ方というものはどの時代でも共通だと，私たちは思いがちです．しかし，最近の歴史学はこの普遍的な感性というものに疑問を投げかけています．むしろ時代や社会によって人間の感性は異なるのだということを歴史的に明らかにしようとしています．こうした新しい歴史学を「感性の歴史学」と呼びます．

2) 例えば，マラリア（malaria）も悪い空気によって起こる病気と思われていました．"malaria"とはもともと，"mal"（悪い）と"aria"（空気）の合成語です．G. ヴェルガの「マラリア」という小説（河島英昭訳『カヴァレリーア・ルスティカーナ』，岩波文庫収録）を読むと，当時，マラリアが沼地の空気に人々が汚染されてゆっくりとかかる風土病とみなされていたことがわかります．

3) 中川米造：医療の文明史，NHK市民大学，p.126，日本放送出版協会，1988.

4) M. ベイリー編，助川尚子訳：ナイチンゲールのことば―その光と影，医学書院，1994.

5) ナイチンゲール著，薄井坦子・ほか訳：看護覚え書，ナイチンゲール著作集1，現代社，1975.

6) ナイチンゲール著，薄井坦子・ほか訳：看護覚え書，ナイチンゲール著作集1，p.220，現代社，1975.

7) 看護の世界では，「人間」「環境」「健康」「看護」の4つの項目で看護理論を整理するのが普通のようです．しかしこの整理の仕方では，理論家によっては空欄となる項目が多く出てきます．ですからこの整理の方法が，必ずしも万能とは思いません．ここでは，私なりの整理の方法をとることにします．

II. セルフケア論と看護理論

　ここでは，主にオレムの看護理論を，ヘンダーソン看護理論からの影響に注目して説明したいと思います．

　第2章では，まずヘンダーソン看護理論が，マズロー心理学とナイチンゲールからの影響を受けていることを示します．さらに補足として，なぜヘンダーソンが社会学ぎらいなのか，また本当の社会学とはどんなものかについてもふれます．

　第3章では，オレムがヘンダーソンの看護理論をセルフケアの考え方を使って，どのように整理し直したかをみることにします．

第2章

ヘンダーソンの看護理論

　ナイチンゲールの看護論は，基本的に衛生学を病棟へ持ち込んだものでした．病院内の衛生状態を向上させて，患者の回復を妨げることなく自力治癒を促進させようというのが，彼女の方針でした．

　ナイチンゲールは，患者のもつ生理的欲求を妨げないように病棟の衛生を向上させようとしました．ナイチンゲールが前提としていた患者の生理的欲求やその他の欲求は，ヴァージニア・ヘンダーソンによってニード（欲求）論としてはっきりと示されました．

　ところで，ヘンダーソンのニード論はふつうマズローのニード論の影響を受けたものとされます．

　マズローは，人間をいわば欲求（ニード）の層からできたピラミッドのようなものとみたてました．一番下に①**生理的欲求**があり，その上に②**安全の欲求**，③**所属と愛情の欲求**，④**自尊の欲求**，と重なって，一番上に⑤**自己実現の欲求**がきます．

　建物は，土台が崩れると，その上にどんなものを置こうにも無理なように，人間ピラミッドも土台になる欲求が満たされないと，その上にある欲求の充足は後回しになります．下にある土台の欲求がある程度満たされて，はじめて上位にある欲求が充足されることになります．「衣食足りて礼節を知る」．マズローがもっとも重視したのは，人間の自己実

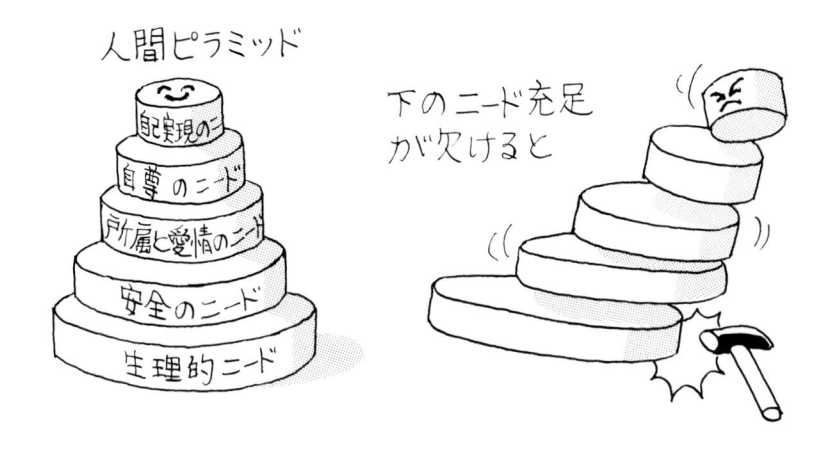

現でした．彼はそれに至るために階梯を示したのです．

　マズローのニードとヘンダーソンのニードを比較してみましょう（**表2-1**）．

　確かに，ある程度の対応関係はあります．しかし同時に，ヘンダーソンのニード論は，マズローのニード論よりずっと生理的ニードを重視したものであることがわかります．

　ヘンダーソンは，この生理的ニードの分類をどこから得たのでしょうか．もちろん，彼女自身の看護実践の経験からかもしれません．しかし私は，ひょっとしたら，ヘンダーソンはこの生理的ニードを列挙するにあたって，ナイチンゲールの看護論，特に『看護覚え書』の内容を参考にしたのではないか，と考えています．

　『看護覚え書』の目次をここであげてみましょう．

　序章，第1章　換気と保温，第2章　住居の健康，第3章　小管理，第4章　物音，第5章　変化，第6章　食事，第7章　食べ物，第8章　ベッドと寝具類，第9章　陽光，第10章　部屋と壁の清潔，第11章　からだの清潔，第12章　おせっかいな励ましと忠告，第13章　病人の観察，おわりに

表2-1　マズローの基本的ニードとヘンダーソンの基本的14のニード

マズローの基本的ニード	ヘンダーソンの基本的14のニード
1. 生理的ニード	1. 正常な呼吸
	2. 飲食
	3. 排泄
	4. 移動と体位の保持
	5. 睡眠と休息
	6. 脱衣と着衣
	7. 体温の保持
	8. 清潔な皮膚
2. 安全のニード	9. 危険忌避
3. 所属と愛情のニード	10. コミュニケーション
	11. 宗教
4. 自尊のニード	12. 仕事
5. 自己実現のニード	13. 遊び
	14. 学習

　ヘンダーソンのニードのうち，マズローの生理的ニードにあたるものを列挙してみましょう．

　①正常な呼吸，②飲食，③排泄，④移動と体位の保持，⑤睡眠と休息，⑥脱衣と着衣，⑦体温の保持，⑧清潔な皮膚，⑨危険忌避．

　目次との対応だけでは少々わかりづらいのですが，内容を読めば，対応関係ははっきりしてきます．ヘンダーソンのいう生理的ニードのほとんどを，実はすでにナイチンゲールが看護の前提として意識していたことがわかります．

　さらにまた「⑩コミュニケーション」も，『看護覚え書』の第12章「おせっかいな励ましと忠告」にある，患者へのコミュニケーションへの着眼というナイチンゲールの優れた発想を受け継ぐものです．

　もちろん，ヘンダーソンはナイチンゲールを参照したのではなく，独自にこの生理的ニードを考え整理したのかもしれません．しかし，このニード論成立の経緯はどうあれ，結果としては，ナイチンゲールの看護論で前提となっていた患者（人間）のニードを，ヘンダーソンが明確にしたことには変わりないように思います．ですからヘンダーソンは，ナ

イチンゲールの看護論を，ニード論という形で摂取したと言ってよいでしょう．

ヘンダーソンの看護論はきわめて実践的で，過剰な理論化は見られません．しかしその後のオレムやロイはヘンダーソンの発想を継承・展開することで，人間学としての看護学を展開しています．したがって，人間学しての看護学の展開の出発点をヘンダーソンとすることができるでしょう．

ヘンダーソンの社会学ぎらい

ところでヘンダーソンの 14 のニードをみてみると，決してヘンダーソンが生理的な欲求だけをあげているのではないことがわかります．「宗教」といった高度な精神的な欲求もあげています．

そこで不思議なのは，宗教のような高度な精神的欲求をあげているにもかかわらず，患者の社会的欲求にあまりふれられていない，せいぜい「コミュニケーション」をあげるのにとどまっていることです．これはこのあと取り上げるオレムと比較しても，きわだった欠落と言ってよいでしょう．

ヘンダーソンの伝記を読むと，どうやらその理由はヘンダーソンの社会学ぎらいにあったようです．アメリカでは，看護が医学とは異なった独自の研究をしようとした時に，すり寄ってきたのは社会学者，それも調査屋だったようです．彼らは看護に自分たちの調査の場（飯の種）をもとめて群がり寄って来たのです．

これまでのいわゆる「医療社会学」というものは，医療というものを社会学的に考察するのではなく，主に医療における人間関係を調査するものでした．看護を研究する社会学も同じです．

調査屋は，看護ではなく，看護における人間関係を調べあげたり，看

護師の業務を調べあげたりします．その結果，看護師にとってはすでに周知の人間関係を研究と称して発表したり（例えば，医師との関係に不満が多い看護師には離職率が高いとか），看護業務の現状を調べあげて，「看護には科学性がない」と断定したりしたわけです．

　看護者が知りたいことは，患者に対する社会学的な見方だったり，看護のあるべき姿を考えるうえでの社会学からの助言であるのに，社会学者の関心は医療や看護における人間関係だったのです．

　これでは，社会学なんかいらないとヘンダーソンが思ったのも無理はありません．この社会学ぎらいが高じて，社会科学全般に対する懐疑となったようです．

　看護が求めている社会学は，「医療社会学」や「看護社会学」といった特殊でマイナーな社会学ではありません．看護学が必要としている社会学（例えば看護診断などに使われている社会学）は，もっと一般的な「社会学」であり，また社会学による人間把握の方法と知識なのです．

　なぜなら，看護がまず第一に知りたいのは，今ここにいる，看護しなくてはならない患者という人間をどのように把握するか，そのための手段や理論であって，看護における人間関係などというのは，二次的な問題だからです（本書では，そうした社会学や社会心理学の手段，"概念"や理論を「間奏曲」というところで少し紹介します）．

　では，「社会学」とはそもそもどんな学問なのでしょうか．「社会学」の定義は学者によりさまざまですが，私なりの定義をしてみましょう．

　社会学とは，物事にたえず意味づけしていく人間，そうした（悩み，喜び，夢みる，心情と思想をもつ生身の）人間1人ひとりが織りなす関係として，集団や社会の現象を考察しようとする学問です．

　ここには，当たり前に思える社会現象を個人の視点からとらえなおす，という志向性があります．つまり社会学には，普通の人なら当たり前と思うことに対して疑問を投げかける，という「よそ者」（アウトサイダー）

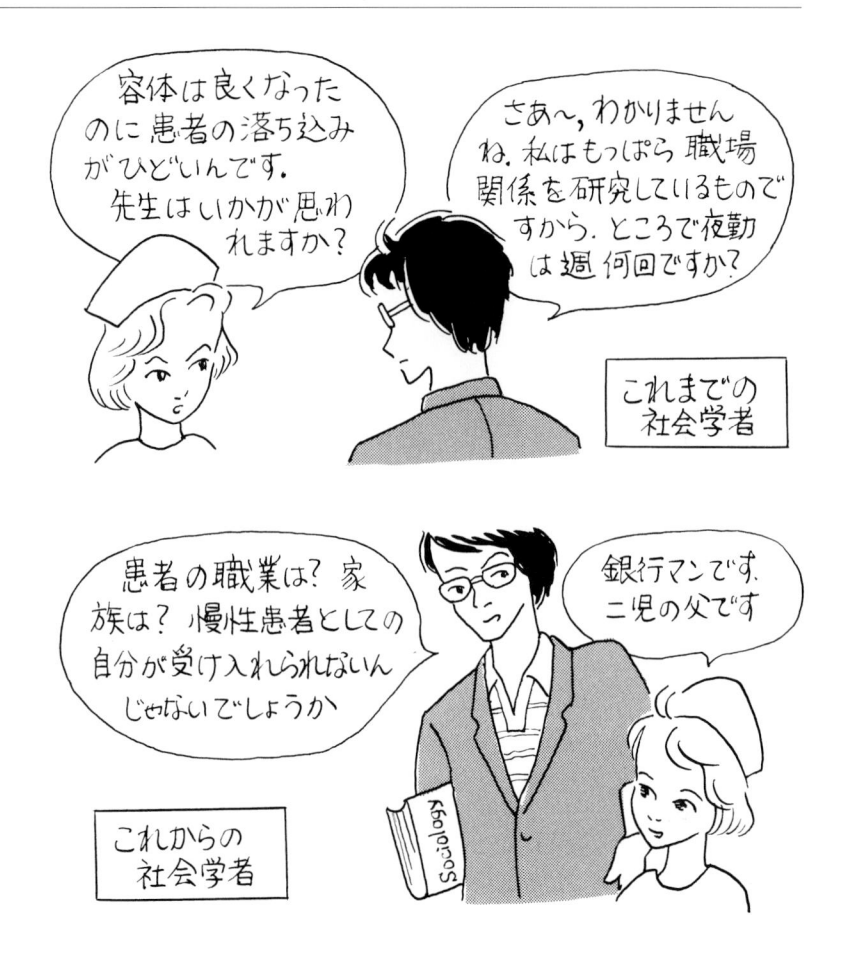

の視点があります．例えば，なぜ医師は白衣を着ているのか，とか，なぜ患者は自分より若い男に対しても「先生」と呼んで敬語を使うのか，とか，なぜ診察の時に医師は座っているのに看護師は立っているのか，などなど，普通なら別に気にとめず過ぎていく社会のありように疑問を投げかける，そうした傾向があります．

そうした疑問を投げかけることで，いままでなんでもなく思えていた社会のありようの背後にあるものがみえてくることがあります．例えば，

白衣は科学者としての象徴であると同時に、「医師」が身につけるべき舞台衣装のようなものである、とか、患者は医師がする「治療」という名の、肉体への暴力的介入にさらされており、そのため医師の機嫌を損なわないように配慮しなくてはならないのだ、とか、看護師は医師よりも低い地位におかれており、その背景には男女の地位の格差の問題も存在しているのだ、などのことが浮かび上がってきます．

ところで「社会学」のほかに医学部などに「保健社会学」という専攻がおかれていることがあります．率直に言って、この「保健社会学」というのは、少なくとも私の考える「社会学」とは何の関係もありません．なぜならそこには、既存の社会現象への懐疑という、社会学者なら必ずもたねばならないと私が信じる根底的な問いかけが、欠如しているからです．

●参考文献

（1）ヴァージニア・ヘンダーソン著，湯槇ます・小玉香津子訳：看護の基本となるもの，改訂版，日本看護協会出版会，1973．

簡潔で、無用の理論的粉飾がなくて、実にすがすがしい．それでいて深い内容をもっています．いまだに大きな影響力をもっているのもうなずけます．

（2）ジェイムズP.スミス著，小玉香津子・尾田葉子訳：ヴァージニア・ヘンダーソン—90年のあゆみ，日本看護協会出版会，1992．

この伝記からは、ヘンダーソンの理論がどのように生まれたのか、なぜ彼女が過剰な理論化を嫌い、また社会学を嫌っているのかがわかっておもしろい．

社会学の教科書としては、次の本が優れています．

（3）アンソニー・ギデンズ著，松尾精文・ほか訳：社会学，改訂3版，而立書房，1997．

また「医療社会学」では、例外的におもしろく、かつ古典的な作品として，

（4）E. ゴッフマン著，石黒毅訳：アサイラム—施設被収容者の日常世界，誠信書房，1984．

があります．病院という世界は、医師や看護師にとっては職場です．しかし入院する患者から見ると、それは一種の「収容所」として現れてきます．ゴッ

フマンが実際に精神病院に入り込んでおこなったこの研究は,患者になるということが,その人間にとってどういう意味をもつことなのかを教えてくれます.

「保健社会学」を非難しましたが,実は日本の「社会学」にもあまりおもしろい研究がありません.唯一の例外といっていいのは,見田宗介氏の著書でしょう.ここでは,

（5）見田宗介：近代日本の心情の歴史―流行歌の社会心理史,講談社学術文庫,講談社,1978.
（6）見田宗介：現代社会の社会意識,弘文堂,1979.

をあげておきます.

第3章
オレムの看護理論

　アメリカ合衆国では，1960年代になって保健ケアにおける個人の意思決定が問題にされました．またその後，あまりに高度専門化した費用のかかる医学・医療への反省も生まれてきました．その結果，医者に治してもらうという受動的な態度ではなく，個人が自分で主体的に健康を維持・増進し，疾患を予防していこうという「セルフケア」の考えが広がりました．この考えは，1978年の「アルマ・アタ宣言」の第4章に「人は個人として，また集団として，みずからのセルフケアの企画と実施に参加する義務と権利を有する」として明文化されました．

　看護ではナイチンゲール以来，患者の自己回復を重視してきました．ですから，セルフケアの発想は看護にとって親しみやすい考えであったといえます．このセルフケアの考えを積極的に使ってヘンダーソンのニード論を組みかえたのが，ドロセア・オレムの看護理論です．

1. オレム理論の基本アイディア

　およそどんな理論にもその核となるアイディアがあります．普通このアイディアは，ひとことで言えてしまうものです．まず最初に，オレム理論の基本的なアイディアをひとことで言ってみましょう．

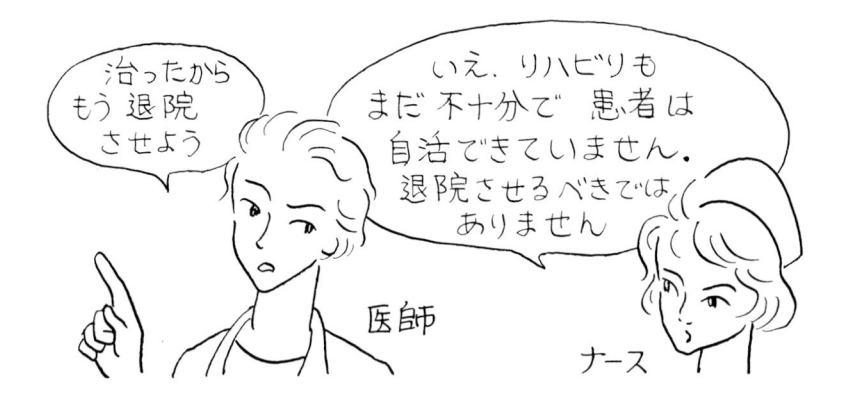

オレム理論の基本的アイディアは,

「人間は,自分で自分の世話をすることができるものだ.病気やけがで自分の世話をすることができなくなった時,代わりに世話をするのが看護だ」

というものです.

「自分で自分(セルフ)の世話(ケア)をする」というのが「セルフケア」(self care)の意味です.

ただ,人間は多かれ少なかれ人の助けを借りて生きています.特に,子どもの時や年をとった時がそうです.しかし,子どもや老人はふつう看護の手を借りる前に,家族などの周りの人に世話をしてもらっています.ですから最初のアイディアは,次のように拡大・変形されます.

「人々は,自分たちで自分たちの世話をすることができるものだ.病気やけがで自分たちでは世話できなくなった時,代わりに世話をするのが看護だ」

アイディアはこれで終わりです.では,この前提となった理論とこのアイディアをどうふくらませているのかをみましょう.

2. ヘンダーソンのニード論を超えて

　どんな理論にもその前提となる理論があります．新しい理論はそれを修正し，自分なりの創意工夫を付け加えていくものです．

　私見によれば，オレムが創意工夫を加えたのは，ヘンダーソンのニード論です．ヘンダーソンによれば，人間には14の基本的欲求（ニード）があり，看護とは患者がこの14の基本的ニード（欲求）を満たせるように補助することです．

　ヘンダーソンの考えはこうです．普通の健康の時なら，人は自分の欲求（ニード）を自分で満たすことができる．しかし，病気の時にはそれができない，あるいはやりづらい．そこで看護者がそれを助けるのだ．この「普通の人は自分の欲求を自分で満たしているのだ」というヘンダーソンの考えを，オレムは「セルフケア」という言葉（概念）でくくったのです．

　その際，オレムは「**セルフケア要件**」という小難しい言い方をしています．「要件」(requisite)とは，「必要なもの」のことです．だから，「セルフケア要件」とは，「セルフケアしなくてはならないもの」のこと，つまり「自分で自分に世話してやらなくてはならないもの」のこと，早い話が，「ニード」（欲求）のことです．

　ですから，オレムの「普遍的セルフケア要件」とは，誰もがもっているニード，つまりヘンダーソンの「基本的欲求（ニード）」と同じものです．その証拠に，ヘンダーソンの基本的欲求の内容とオレムの普遍的セルフケア要件の内容は，ほとんど同じものです（**表 3-1**）．

　ヘンダーソンのニードの 6, 7, 8 に対応するものがないとはいえ，ほとんど同じ内容を言い換えたものであることが，この表からわかると思います．

表3-1　ヘンダーソンの基本的14のニードとオレムの普遍的セルフケア要件

ヘンダーソンの基本的14のニード	オレムの普遍的セルフケア要件
1. 正常な呼吸	1. 十分な空気摂取の維持
2. 飲食	2. 十分な水分摂取の維持
	3. 十分な食物摂取の維持
3. 排泄	4. 排泄過程と排泄に関するケアを提供
4. 移動と体位の保持	5. 活動と休息のバランスを維持
5. 睡眠と休息	
6. 脱衣と着衣	
7. 体温の保持	
8. 清潔な皮膚	
9. 危険忌避	7. 人間の生命，機能，安寧に対する危険予防
10. コミュニケーション	6. 孤独と社会的相互作用のバランスを維持
11. 宗教	
12. 仕事	8. 社会集団での人間の機能と発達の促進
13. 遊び	
14. 学習	

　ところでヘンダーソンは，患者のニードは常に一定であるとは考えていませんでした．「特定の個人が必要とする看護はその人の年齢，文化的背景，情緒のバランス，また患者の身体的，知力的な包容力の程度に左右される」と述べています．そして「常時存在する条件で，基本的欲求に影響するもの」として，年齢，気質，社会的・文化的背景，生理的・知的程度をあげています．

　さらに「病理的状態で，基本的欲求を変えるもの」として，水・電解質の平衡の乱れ，急性酸素欠乏，ショック，意識障害，温熱環境，急性発熱，外傷，伝染性疾患，手術，絶対安静，疼痛をあげています．

　オレムは，これらをはっきりと言葉（概念）で定義しました．それが「**発達的セルフケア要件**」と「**健康逸脱に対するセルフケア要件**」です．

　ヘンダーソンが「常時存在する条件で，基本的欲求に影響するもの」としてあげたもののうち，特に年齢にオレムは注目しました．そしてオレムは年齢つまり人間が発達していくにつれて変化するニードを「**発達的セルフケア要件**」と呼んだのです．

また病理状態，つまり健康から逸脱した状態が，基本的欲求に影響するわけだから，この健康からの逸脱がもたらす特殊な欲求（ニード）を，オレムは「**健康逸脱に対するセルフケア要件**」と呼んだわけです．

こうしてオレム理論は，ヘンダーソン理論がもともともっていた内容を，はっきりと言葉（概念）にしました．では，進歩は何もなかったのでしょうか．そうではありません．「セルフケア」という考え方（概念）を使うことで，看護はいつ患者を援助すべきかがよりはっきりとみえてくるのです．その点についてみてみましょう．

3. 患者の自立性を尊重した看護介入

場面を日常的な場面から，治療の場面へと移しましょう．ここでは人は患者として登場してきます．患者のもつニード（セルフケア要件）は，患者を治療する上で，必ず満たしてやらねばならないものとして現れます．これを「**治療的セルフケアデマンド**」と呼びます．これは「普遍的セルフケア要件」と「発達的セルフケア要件」と「健康逸脱に対するセルフケア要件」の3つのニードを満たす必要を意味します．そのため，患者によって「発達的セルフケア要件」と「健康逸脱に対するセルフケア要件」が異なるため，このニード充足の要求も異なってきます．

もちろん，患者には自分で自分のニードを満たす能力，すなわち「セルフケア能力」も残っています．しかし，満たさなくてはならないニードに対してこの能力が足りない時，つまり**患者が自分ではニードを満たしきれない時**（またはそう予測される時），まさに看護が介入し援助せねばならないのです．

つまり「セルフケアできなくなった時に看護が手を出す」と考えることで，看護介入をする上での次の問題に答えることができるのです．すなわち，

① いつ看護（介入）を始めるべきか．
② いつ看護（介入）をやめるべきか．
③ 看護（介入）は何をこころがけなくてはいけないか．

これらの問題に対する答えはこうです．

① 患者が自分で自分の世話をできなくなった時，（あるいは家族などの周りの人が世話をみきれなくなった時），看護（介入）を始める．
② 患者が自分で自分の世話ができるようになった時，（あるいは家族などの周りの人が面倒をみることができるようになった時），看護（介入）を終える．
③ 患者が自分で自分の面倒をみることができるようになり，（あるいは家族などの周りの人が面倒をみることができるようになり），看護に依存しなくてもいいようになることをめざしこころがけて看護する．

患者とはいえ人間ですから，自分で自分の面倒をみている（セルフケアする）わけです（例えば，息が苦しければ口を開けます）．しかし，治療場面の患者のセルフケアにおいて，満たさねばならないニードが，患者自身の能力を超えてしまって，いわば必要と充足のバランスが崩れている，あるいは崩れそうな時，看護が介入するわけです（例えば，患者の呼吸困難を看護が解消してやらねばならない場合があるわけです）．

ここでオレムの用語について，ふれておきましょう．

「**エージェンシー**」（agency）とは，「ある結果を引き起こす力」のことです．ですから「看護エージェンシー」というのは，「看護する力」のことです．つまり看護者が患者に与える援助的な力のことですから，単純に「看護」と読みかえても大過ありません．

また「**エージェント**」（agent）とは「〜するもの（者／物）」のことです．ですから，「**セルフケアエージェント**」という言葉は，「セルフケアする

者」，つまり「自分で自分の世話をする者」，すなわち「本人」のことです．また「**依存的ケアエージェント**」というのは，「依存的ケア」つまり「人に（頼って）してもらうケア」を「する者」（してあげる者），すなわち「**世話をしてやる人**」のことです．これは普通は周りの家族などの人を指すでしょうし，もしその人たちでは力不足なら，ケアの手助けをする看護者をも指すことになります．

　こうして「セルフケア」という考え方（概念）を使うことで，オレムは看護がいつ患者に手を出すのかについてはっきりさせることができました．それは患者が自分で自分のニードを満たせなくなった時，あるいは満たせなくなると予想される時です．
　また「セルフケア」の考え方によって，看護の方向もみえてきます．例えば，老人患者のニードに応えることは必要です．しかしその老人が寝たきりになってしまい，いつまでも他人（依存的ケアのエージェント）の世話になるようでは，正しい看護とはいえません．リハビリテーションなどをおこなって，患者ができるだけ自力で自分のことができる（セルフケアできる）ように，患者のセルフケア能力（エージェンシー）を向上させるようにもっていくべきです．

4．看護システム

　さて，患者が自力でどのくらいセルフケアできる（自分のニードを満たせる）かによって，看護者の介入も変わってきます．
　① 患者がほとんどセルフケアできない場合
　② 部分的にセルフケアできる場合
　③ ほとんどセルフケアできる場合
の3つに分けましょう．

第3章　オレムの看護理論　29

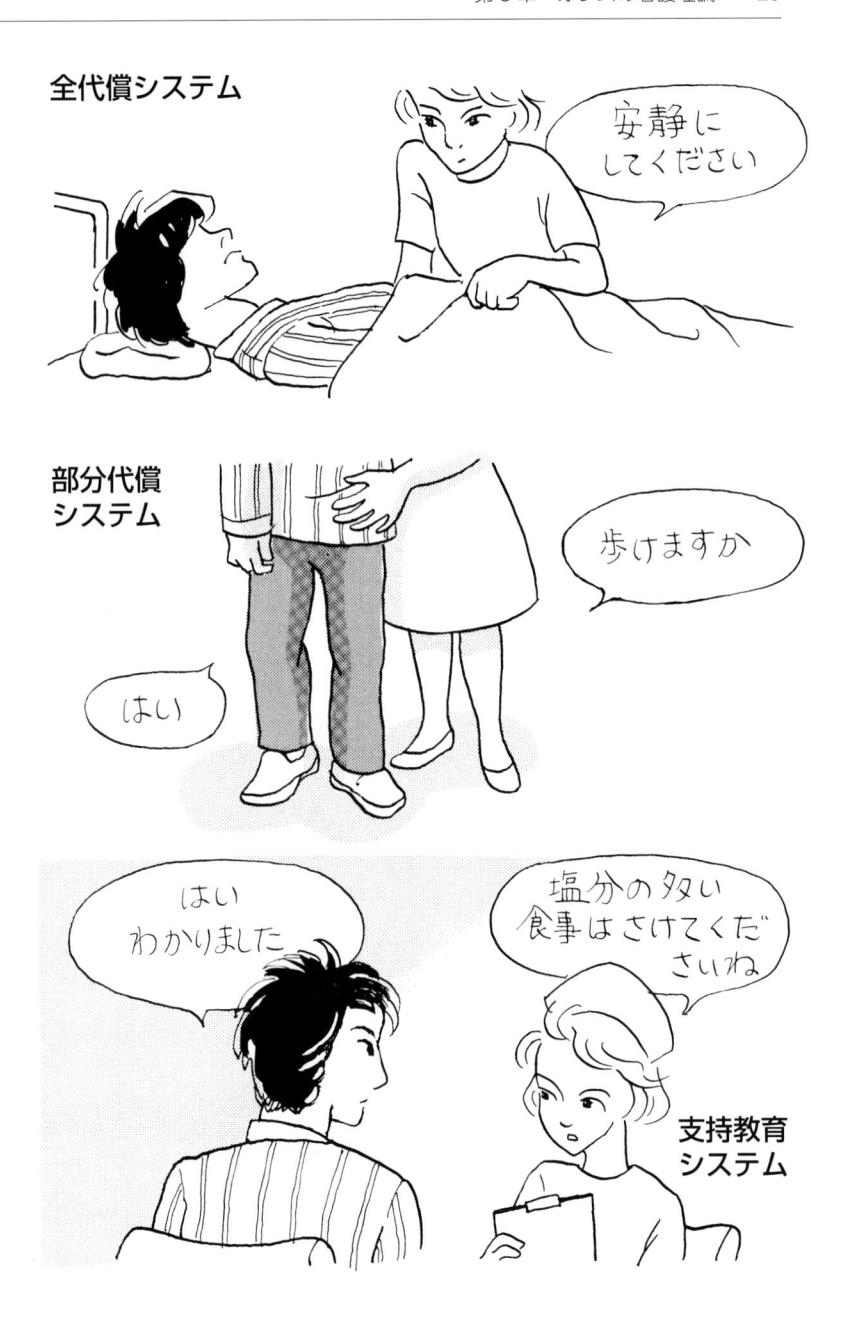

全代償システム

「安静にしてください」

部分代償システム

「歩けますか」

「はい」

「はい わかりました」

「塩分の多い食事はさけてくださいね」

支持教育システム

それに対して看護者が，
① 全面的に患者にセルフケアを代わってしてやるのが「**全代償システム**」であり，
② 部分的にしてやるのが「**部分代償システム**」であり，
③ もっぱら患者のセルフケアを良いものとするよう指導・教育するのが「**支持教育システム**」

というわけです（さらに細かな内容は，オレム自身の本にあたってください）．この3つの看護者の行為のパターンをオレムは「**基本的看護システム**」と呼んだのです．

「システム」というものについては，あとで説明したいと思います．ここでは，オレムが「システム」という言葉を使って，患者がセルフケアできる程度によって看護介入が一定のパターンをとっていることを示そうとしたのだと指摘するにとどめましょう．

5. おわりに：オレム理論の意義

オレムのセルフケア論を解説するにあたって，ヘンダーソンの看護論との連続性を指摘してみました．しかし，私が恐れるのは「結局オレムはヘンダーソンのニード論と同じなのね．じゃ，いままでの看護の仕方でいいのね．だってヘンダーソンならもう知ってるもん」という反応がおきることです．

実は「セルフケア」の概念を中心にすえることで，オレムは医療と看護における発想の180度の転換を，はっきりと理論のかたちにしたのです．これは医学においてしばしばみられる，患者を「治してやるんだ」という，治療者を主体とみなす発想から，患者はみずから治っていくのであり医療者たちはそれを援助するにすぎないという，患者を主体とみなす発想への転換を意味しています．

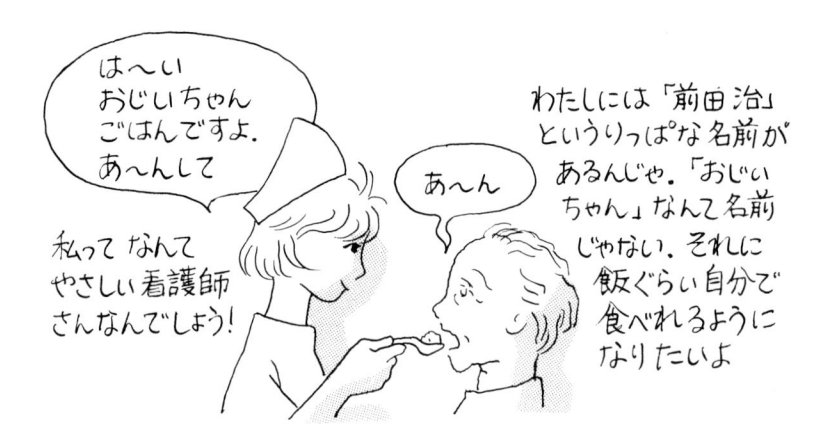

その際，大事なのは，人間（患者）は自己の欲求を自分で満たす「セルフケア」を維持していく「権利」をもっているということです．患者をベッドにしばりつけておいて，排便のニードを満たしてやっている，「それも看護だ．少なくとも患者のニードは満たしてやっている」，と考える人に対して，「患者には自分の排便を自分でおこない始末する，そうしたセルフケアの権利があるのであり，それを侵害し，患者のセルフケア能力を低下させているのは，看護なんかではない」．少なくとも，オレムのセルフケア論に依拠するならば，そう言うべきであるように，私には思われます．

　「セルフケアなんて言葉のせいで，まわりくどくて仕方がないわ」，とお思いの人は，この発想の転換の意義についてもう一度思いを馳せてほしいものです．

●参考文献

（1）ドロセア・オレム著，小野寺杜紀訳：オレム看護論―看護実践における基本概念，第2版，医学書院，1988．
　　飾り立てているわりには，基本的アイディアは単純です．

オレム理論の解説としては,
（2）**スティーブン J. カバナ著, 数間恵子・雄西智恵美訳：看護モデルを使う① オレムのセルフケア・モデル, 医学書院, 1993.**
がわかりやすくて優れています.
セルフケアを含む欧米の発想については,
（3）**中西睦子：看護で使うアメリカことば—理論用語の周辺, 日本看護協会出版会, 1987.**
があります. ただしアメリカを通じて欧米を知った人は, しばしばアメリカの特殊な事情までも欧米の一般事情とみなしがちです. この本にも, そうした傾向が少し見られるように思えます.

間奏曲 I
役割理論

　人生は歩いている影たるに過ぎん，ただ一時，舞台の上で，ぎっくりばったりをやって，やがてもう噂もされなくなるみじめな俳優だ，ばかが話す話だ，騒ぎも意気込みもえらいが，たわいもないものだ．

シェイクスピア『マクベス』第5幕第5場，坪内逍遙訳

1. 舞台としての診察室

　さあ仕事です．あなたは午前中のA先生の診察に立ち会うことになっています．宿舎から看護師のロッカールームに行き，制服に着替え，髪を整えて白いナースキャップをのせ，衣装を整えて診察室に入ります．

　一方，A先生は背広の上に白衣を羽織って，診察室に入って来ました．両肘掛けのついた椅子に座って，

　「さあ患者を呼んでくれたまえ」．

　このところ，どうも胃が痛む私は，会社に午前中病院へ行くと連絡してこの病院にやってきました．受付をすませ，廊下の長椅子に腰掛けてもう2時間近くになります．何か読むものでももってきたほうがよかったかもしれません．主婦や子ども，老人に中年男，いろいろな人間が一様にさえない顔色をし，いっこうに呼ばれない自分の名前を待ち続けています．

　ようやく私の名前が呼ばれました．やれやれやっと診てもらえるか．おや診察室に入ったら，またまた長椅子です．またここで座って待っていろと，有無を言わせぬ看護師の声．カーテンでさえぎられた向こうの診察している医師と患者の声がつつぬけです．さらに何十分も待って，ようやく呼ばれました．さあ出番です．

　診察室に入ってあいさつ，そして私は丸椅子に座らされました．医師は右手の机の上にカルテを置き，「どうしました？」……．

　こうして，いつもの診療の風景が始まります．あなたは，ここでは「看護師」，A氏は「医師」，私は「患者」です．「看護師」と「医師」は服装が決まっています．「患者」は丸椅子，「医師」は両袖椅子，「看護師」は立っています．3人とも，いる位置も決まっています．この診療室では「医師」が「患者」に質問し，患者が答え，「看護師」は「医師」の補助をします．

例えば「患者」の私が服を脱いだりするのを手伝ったり，「医師」が指示した注射などをもってくるのは「看護師」です。

3人とも自分の役目にふさわしく振る舞おうとします。「医師」は「患者」の私が肥満だったり出べそだったりしても，それを茶化したりはしません。また「患者」の私が「医師」のA氏よりも年長であっても，「患者」の私は相手の「医師」を「先生」と呼び，敬語を使います。「医師」は「看護師」に対しては命令を下し，「看護師」もそれを聞くという形をとります。

つまりこの診療室では，台本はないが役柄は決まっているアドリブの芝居のように事態は進行していくわけです。3人の役者が「医師」，「看護師」，「患者」の役を演じているわけです。

診察室を出て，さらに病院から出て，私は会社へと急ぎます。私は「患者」から「会社員」へとその役柄を変えています。休みの日にゴルフにでかけたA氏は，「医師」ではなくゴルフ場の「お客」となって，近くの農家の主婦がやっている「キャディーさん」を怒鳴りつけています。非番の日にカラオケボックスに出かけたあなたは，病院の同僚と一緒に「お客」になってマイクを奪い合います。

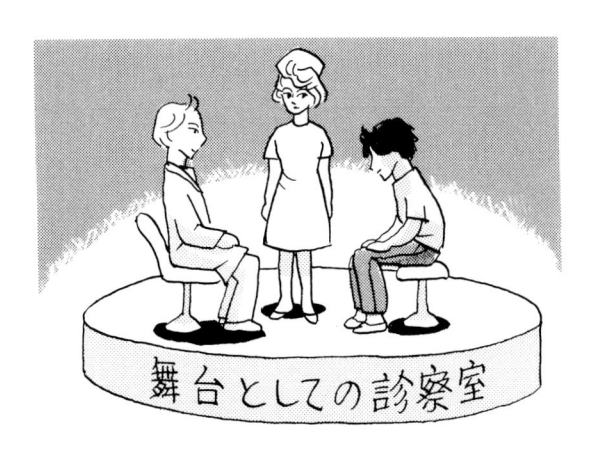

舞台としての診察室

診察室は「医師」と「看護師」と「患者」という3者が「治療」を演じる一種の舞台とみることができます．またこの舞台からおりても，さらに各人はそれぞれ別々のところでまた別の劇を演じているとみることができます．

こうした社会の見方，すなわち人々がそれにふさわしいとされる役割を演じることで社会生活が進んでいくのだ，という社会の見方のことを「役割理論」と呼びます．

2. 役割理論

人が社会に参加し，ある特定の位置（地位）を占めると，それにふさわしい行動をしようとし，またそうすることが周りからも期待されます．

例えば，大学の教師となった者は，教壇に立ったら講義することが当たり前とされていますし，学生も教師が講義をするのを（私語にふけりつつも），期待しています．教壇で教師がマイクをもって歌い出したり，近くにいる学生を殴ったりすることは，許されません．

このように「**特定の社会的位置を占める人に期待される行動**」のことを，「**（社会的）役割**」(role)といいます．またその際，その人が占めている社会的位置をふつう「**地位**」(status)といいます．

3. 役割の特質

役割を演じる際の行動について，もう少し考えてみましょう．この行動には，以下の4つの特質があります．

1) 役割を演じる行動は必ず他人を前提にした，相互に連関した振る舞いである．

例えば，夫の振る舞いは妻という存在を前提にしており，また妻の振

る舞いも同様です．また医者の行動も，患者や看護師などの存在を前提としており，医師−看護師−患者という相互関係においてなされています．看護師も患者も同様です．

2) 役割行動は社会的相互作用の過程で学習され獲得される．

例えば，それまで会社の社長という役割を演じていた人が，入院して患者となったとしましょう．彼は患者の1人として，起床・就寝などの時刻を決められ，さまざまな行動の自由が規制されます．それをはずれたり，（社長だった時と同じように）自分だけを特別扱いしてもらおうとするたびに，看護師・師長・医師からたしなめられ，しかられて，そうして（かなりの葛藤を経験したのちに）次第に彼は患者という役割にふさわしい行動を学んでいきます．

3) 役割の行動がパターン化し安定していると，人は役割にしたがって行動すればよいようになる．

例えば，病院から出ていく人に向かって，「お大事に」と声をかけるという看護師の振る舞いのパターンができているおかげで，看護師はいちいちその人ごとにあいさつを考えなくとも，あいさつができます（そのかわり病院以外の所でも，人と別れる時，「お大事に」と言いそうになることもあるそうですが）．

4) 社会生活が役割同士の関係として安定してくると，人々の振る舞いは，その役割にふさわしいかふさわしくないかで評価されるようになる．

例えば，男性社員は主力社員として重要な仕事をし，女性社員は補助業務をし，男性の鑑賞動物として存在するという（とんでもない）関係が固定してしまっている会社では，ハイヒールを履かず，お茶くみやコピー取りを嫌い，自分で仕事の企画を考えようとするような（まっとうな）女性社員は，社内の空気を乱す者，「よくない社員」とみなされることでしょう．

4. 多様な役割

　ふつうある人間が1つの地位にいると，その人間はその地位に結びついたいくつかの役割を演じることになります．
　例えば，大学の医学部の「教授」の地位にある者は，学生に対しては「教師」ですが，患者に対しては「医師」であり，医学の世界では「研究者」です．「教授」という地位には「教師」，「医師」，「研究者」という，いくつかの役割が結びついているわけです（地位に結びついた複数の役割のことを**役割群**といいます）．
　また，人は場面が変わると，異なった役割を演じることになります．
　例えば，大学では「教授」としてそれにふさわしいいくつかの役割を演じているA氏は，家庭に帰れば，「父親」としての役割を子どもたちに対して演じていることでしょう．しかし，中には役割の切り替えがうまくできない人もでてきます．
　例えば，看護学校で教える時には「教員」の役割を演じなくてはならないのに，病院で看護師をしかるような感じで学生を怒鳴ってしまう非常勤講師（医学部からの教員），病院での「師長」役割が長かったため学生に教育的な配慮をするよりも，むしろ管理者として振る舞ってしまう看護教員などがその例でしょう．
　社会では，小さいながらも「社長」としていつでも自分のやりたいようにやれた人が，入院したとたん，1人の「入院患者」として，起床時間から食事時間まですべて決められて行動しなくてはならなくなりました．こうした場合も，「社長」という役割から「入院患者」という役割への移行はなかなか困難でしょう．もちろん，べつに「社長」でなくとも，「入院患者」という役割を身につけるのは，誰にとっても困難なことなのですが．

また，場合によっては役割と役割がかちあってしまって困ることもあります．例えば，医師は自分の子どもが患者として入院してきたら，「医師」として振る舞うべきか「父」として振る舞うべきか，困るでしょう．

よく「母親のように看護しましょう」などと無責任なことを言う人がいますが，もし緊急医療の現場にあなたの子どもが血まみれで運ばれて来たら，あなたは「看護師」として十分に立ち振る舞うことができるでしょうか．「母親」という役割と「看護師」という役割は，ふつう対立葛藤するものです．

5. 役割とそれを演じている個人

役割理論のポイントは，役割というものを通じて，個人が社会へとつながれていくことに着目するところにあります．しかし，それは同時に個人が決して役割におさまりきれない，役割とは別の自分をもっているということも意味します．

例えば(年長の)医学生が，あなたの指導のもとで看護実習をしたとします．「……してください」というあなたの指導に対して，医学生は少しおどけたように答えて見せたり，わざとぎこちないふりをみせたりするかもしれません．こうした振る舞いは，「私はいまはこの役柄をしているけれど，決してこの役にだけおさまるような人間ではないんだよ」という意思表示とみなすことができます．あなただって，いやでいやでしかたない役目をおおせつかったら，いかにもいやいややっているようなしぐさなどをするでしょう．決してそれにのめり込んでしまっているようには振る舞わないでしょう．

こうした役割に対して，演じている個人が示す隔たりのことを「**役割距離**」といいます（これはべつに覚える必要はありません）．

役割距離は，ある意味でその役割を演じることをいやがっているとも

みられるので，地位の低い人間がするととがめられることがあります．ですから役割距離は，ある意味で地位の高い人間の特権ともなります．これが，しばしば医師が白衣の前を開けたままでひらひらさせながらさっそうと歩いている理由です．つまり，医師にはその役割から距離をとることができるような地位の高さがあり，彼はその特権を行使することで優越感を味わいたいのです．

　もちろん，それだけでありません．彼が医師としての役割にのめり込むと，他の者にもそれぞれの役割にのめり込むことを強要することになり，その場に緊張が生まれます．医師はその役割にふさわしい態度から少しはずれることで，この緊張を和らげ，かつコントロールしようとしているともいえます．

　どちらにせよ，それは，医師が医療関係者において圧倒的な地位の優位にあることを背景としているのです．役割というものの見方は，こうした細かなことも明らかにしてくれるのです．

6. 病人役割

　最後に「**病人役割**」という概念（考え方）を取り上げることにしましょう．「病人役割」というのは，タルコット・パーソンズという学者が『社会体系論』[1]という本で提唱したものです．「役割理論」というと，すぐこの「病人役割」を思い浮かべる人も多いでしょう．しかし「病人役割」というのは，役割理論の特殊ケースでしかありません．「看護診断」やロイ理論などで使われているのは，1から4までに説明した一般的な役割理論のほうですので，お間違いなく．

　パーソンズは，私たちの社会では，病気になった人間は「病人役割」という役割を受け入れ，演じるようになっているといいました．

　「**病人役割**」は2つの権利（①，③）と2つの義務（②，④）からできて

います．

① 病人は，病気が治るまでは通常の社会的役割をもつ責任から免除されるという権利をもっています．

例えば，会社員も病気の間は出勤義務を免除されます．

しかしそのかわり，

② 病気の役割を望ましくないことと認め，できるだけ早くよくならねばならないという義務があります．

例えば，病気で休んでいる会社員は，治療に専念しなければなりません．街に出かけて遊んだりして，それがみつかったら解雇されかねません．

さらに，

③ 回復まで看病される権利をもっています．

例えば，病気の会社員は保険の支払いを受けつつ医師にかかることができます．

しかしそのかわり，

④ 専門的に有能な援助（ふつう医師の援助）を求め，よくなるように医師と協力する義務があります．

例えば，病気の会社員は病気を理由に長期間会社を休むなら，医師に診断書を書いてもらい，医師に治療してもらっていることが証明できなくてはなりません．

こうして，パーソンズは，近代医学の威光をもつ医師の支配のもとで「病人役割」を演じる患者，という図式を考えました．

7.「病人役割」論の批判

しかし，この「病人役割」論には多くの批判があります．

まずよくなされる批判は，この理論は回復可能な急性の疾患にはあて

はまるが，完全には回復ができない慢性疾患や精神病にはあてはまらないというものです．また慢性病患者も，また生活者としての権利と義務を有しているのであって，それから完全に除外されるのは，彼らに対する差別となりえます．また，医師の全面的主導権を認めそれに対して患者は服従すべきだというのは，医師の過度の優越をもたらします．これも慢性病においてはふさわしくない，というのです．

　この批判をとおしてみると，パーソンズの理論は，かつて医療の中心であった緊急の外傷や急性の病気などの治療をモデルにしていることがわかります．こうした病いは，短期間の治療によって，通常の社会に復帰できるものであり，また治療のあり方もほぼ一律に医師が決めることができ，あえて患者の意思を問う必要はない，とみなされていたのです．

8. サスとホランダーのモデル

　パーソンズの理論を修正するものとして，優れた理論図式を提示しているのが，サスとホランダーです[2]．彼らは，医師と患者の関係を次の表のように整理しました．

表　医師と患者の関係（Szasz & Hollender, 1956；砂原, 1983）[3]

モデル	医師の役割	患者の役割	臨床の場面	原型
1. 能動-受動	患者のためにしてやる	対応不能	昏睡・麻酔・急性外傷など	親-幼児
2. 指導-協力	患者に指令	協力者	急性病	親-年長児
3. 共同作業	患者の自立を助ける	医師に助けられた共同作業の一員	慢性病	成人-成人

　交通事故などの緊急の場合，医師は患者にとっての最善の利益を考えて治療する必要があります．こうした場合は，医師と患者の関係は，親と幼児の関係に似たものとなります．また急性の病気になった場合も，

主導権はあくまでも医師にあるとはいえ，両者の関係は親と子どもの関係にたとえられます．

しかし，慢性の病気や障害の場合は，治療は長期にわたりますし，その主体も患者本人となります．医師は，その患者が自立できるように助言する役割となります．つまり，両者の関係は成人と成人の関係となります．

この図式で整理してみると，これまでの「おまかせ医療」というのは，緊急あるいは急性の病気において妥当なものであったと思われます．

看護師もまた，患者を子ども扱いすることが多いように思います．おそらくそれは看護師が，緊急の外傷や急性の伝染病などを扱う野戦病院で活躍することから，その地位を確立したためであるように思います．どちらも，今日の医療の中心となりつつある慢性病や障害の治療には，決してふさわしい態度ではないでしょう．

なお，医師と患者ではなく，看護師と患者との関係ではありますが，オレムの「看護システム」も，サスとホランダーの図式とほぼ同様のものであると言えます．

9. おわりに

ごらんのように「役割理論」というのは，知識ではなく，ものの見方でしかありません．「へんな見方」とおっしゃらずに，そうした変わった見方もできる，つまり患者という人間を多面的にみることができる看護師になってほしいと思います．

●参考文献

役割理論などの社会学のものの見方を教えてくれる，興味深い本として，
（1）P. L. バーガー著，水野節夫・村山研一訳：社会学への招待，新思索社，

1995.
をあげておきましょう.

● 注・引用文献

1) T. パーソンズ著, 佐藤勉訳：社会体系論, 青木書店, 1974（原著 1951 年）.
2) T.S.Szasz & M.H.Hollender : A contribution to the philosophy of medicine, *A.M.A.Archives of Internal Medicine,* 97 : 585-592.
3) 砂原茂一：医者と患者と病院と, 岩波新書, 岩波書店, 1983.

III. システム理論と看護理論

　ここでは，看護学に積極的に導入されているシステム理論の説明をします．
　第4章では，システム理論そのものの説明をします．
　第5章では，システム理論を使った看護理論全般の整理とオレムの「看護システム」について説明します．
　第6章では，ロイ看護理論をその基になったサイバネティクス理論から説明します．
　第7章は，ロジャーズ理論を簡単に説明し，さらに看護診断の枠組みについてもふれます．

第4章
システム理論とは何か

　知らない人はびっくりするのですが，実は看護理論にはシステム理論がたいへん積極的に導入されています．しかもそのレベルは，決して低いものではありません．ただシステム理論自体が，既存の学問分類を超えた理論的運動とでもいうべきものですから，その内容と動向をつかむのはなかなか困難です（適切な概説書もあまりありません）．

　そこで本章では，まずシステム理論の考え方のポイントを説明することにします．ここでは，システム理論がたえず進化していること，そしてそれにあわせて看護のシステム理論も進化していることに留意してほしいと思います．

1. システム理論はなぜわかりづらいのか

　「システム理論」と聞いただけで，頭がくらくらする人も多いでしょう（実は私もそうでした）．でもなぜ「システム理論」は難しいのでしょう．

　看護理論のシステム理論がわかりづらいのは，次の3つの理由がからみあっているからだと思います．
　①「システム」という言葉の意味がわからない．

② システム理論もモデルチェンジ（進歩）していることを知らない．
③ 何をシステムとみなすのかが看護理論家によって異なっている．

これらの問題を順番に解いていくことにしましょう．

まず最初に本章では，①と②の問題，つまりシステム理論一般の内容を扱います．それから③の看護におけるシステム理論を扱います．少し遠回りのように思えるかもしれませんが，我慢してください．

2. システムという考え方

「システム」には，いろいろな意味があります．例えば，「作業のシステム」などという場合は，「きちんとしたやり方」というほどの意味です．また「観念のシステム」などという場合は，「（考えや方法などの）まとまったひとそろい」のことを意味します．

ただシステム理論で「**システム**」という場合には，「**相互に関係しあう部分（要素）からできた，まとまりのある全体**」のことを意味します．

じゃあ具体的には何なんだと思われるでしょうが，これが実は何でもかまわないのです．

例えば，人間の体は脳や肺や胃などからできており，しかもそれらの各部分は相互に作用しあって人間は生きています．ですから「人間は脳や肺や胃などを要素としたシステムである」といえます．

家族もそうです．家族はふつうお父さん，お母さん，息子，娘などのメンバーから構成されています．しかも家族の構成員は，お金をあげたりもらったり，食事を作ったり食べたり，言葉をかけたりかけられたりして，お互いに働きかけあっており，そうやって家族が成り立っています．ですから，「家族は父，母，子どもなどを要素としたシステム」なわけです（これを「**家族システム**」といいます）．

会社もシステムとみることができます．会社は社員から構成され，社

員相互の活動によって成り立っています．また大きな会社システムは，その中に支店や子会社など，それ自体がシステムを成しているものをその中にかかえています（こうしたシステムの一部で，それ自体がシステムであるもの，システムの分化した"分かれた"ものを「**下位システム**」といいます）．

　国家もさまざまな団体，家族，集団からなるシステムです．また国際世界もさまざまな国家を要素としたシステムです．

　要するに，「システム論」というのは「ものの見方」なのです．ですから「相互に関係しあう部分（要素）からできた，まとまりのある全体」ならば，なんでも「システム」と呼ぶことができます．

　こうしてさまざまな事象を「システム」という見方でくくってしまい，そしてシステムとしてみた時にどんな共通の性格をもっているか，またもたざるをえないか，それを考察するのが「システム理論」であるわけです．

　では，どうしてわざわざ「システム」としてとらえる必要があるのでしょうか．それは，あるまとまりが，それを構成する1つひとつの要素の性格からは説明できない（要素に還元して説明できない），そうした固有の性格を，そのまとまり（システム）がもっているからです（これを「**創発特性**（そうはつとくせい）」といいます）．

　例えば，こんな例が考えられます．

　ある1人の拒食症の女の子がいます．体を調べても健康で，精神的にも先天的な欠陥のある子どもではありません．話し合ってみると，どうも彼女の家族に問題があるようです．しかし，家族の構成員を1人ひとりみてみると，お父さんもお母さんも別に悪い人ではなく，子どもたちも実は思いやりのある子のようです．しかし家族としてみると，どうもうまくいっていないのです．どうも，この拒食症の子どもは家族全体のゆがみを引き受けてしまって病んでいる，そうみるほかないようなので

循環的因果関係

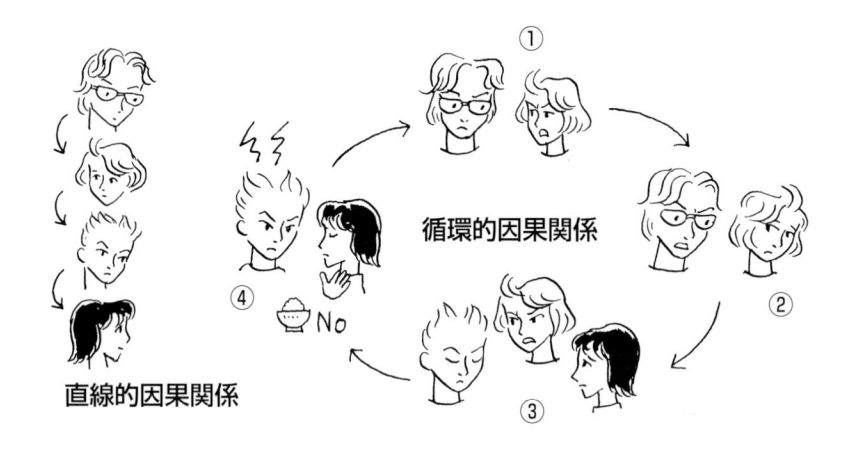

直線的因果関係

④ ③

す。この家族にあるのは，誰が悪いから病気になったというような単純で**直線的な因果関係**ではないのです．

そうではなくて，例えば，①不在がちな父親に母親が相談する→②そうした問題はお前が悪いからだと父親が怒る→③不満やぐちを母親が子どもにぶつける→④子どもたちが荒れたり食事を拒絶したりする→①不在がちな父親に母親が相談する→②→③→④→……というような，**循環的な因果関係**（この場合は悪循環）であるようです．

もちろん，別の悪循環が同じ拒食症という結果をもたらすこともあるでしょう（違った原因の連鎖が同じ結果をもたらすのを「**等終局性**（とうしゅうきょくせい）」といいます）．

ともかくこうした場合には，個々の人間に心理療法をほどこしても解決しません．家族全体を対象とした心理療法が必要だというわけです（これを「**家族療法**」といいます）．

あるまとまりを「システム」とみて，各要素相互の関係からその全体の特性などを考察する．決して特定の要素の性質のせいにしない，つまり「**要素還元論**」をとらない．これが「**システム論的思考**」の特徴です．

3. システム理論のモデルチェンジ

　どんな理論にも，その内部での進展（モデルチェンジ）があります．システム理論にもモデルチェンジがありました．看護理論家が使っているシステム理論は，いくつかのモデルが混在しているようです．理論モデルをごっちゃにしていると，理解できなくなります．そこでシステム理論のいくつかのモデルを整理しておきましょう．
　システム理論には次のようなモデルチェンジがありました．
　1)均衡のシステム理論
　a. 力学的均衡モデルと，
　b.「構造−機能主義」のモデル
　2)恒常性維持のシステム理論
　ホメオスタシス・モデル，あるいはサイバネティクス・モデル
　3)自己組織化のシステム理論
　看護理論に導入されているのは，おもに構造−機能主義とサイバネティクスです．この2つを中心に，これらのモデルを概観してみましょう．

1)均衡のシステム理論
a. 力学的均衡モデル
　均衡とは「つりあい」のことです．力学的均衡モデルとは，いくつかの力が合わさってつりあっている，そうしたシステムのことです．
b. 構造−機能主義のモデル
　「構造−機能主義」（アメリカの社会学の一学派）の考えるシステムとは，いわば漫才の「ぼけ」と「つっこみ」のようなものです．ふつう2人漫才では，厳しく批判的・攻撃的に話す「つっこみ」役と，とぼけてばかを言う「ぼけ」役との2つの役割があり，それで漫才が成立しています．

この2つの役割には決まったパターンがあり，それをふみはずして「ぼけ」がつっこんだり，「つっこみ」がぼけたりしては，漫才になりません．

このような人間相互のやりとりにおいて，一定のパターンをお互いが守り，かつ相手にもそのパターンを守ることを期待する，そうすることで相互関係が守られているような人間関係を，「構造-機能主義」では「社会システム」といいます．なかでも，2人の人間関係はもっとも小さな社会システムをなしています．場合によって，社会システムを構成している行動のまとまりのことを「行動システム」と呼ぶことがあります．

「構造-機能主義」の創始者のパーソンズというアメリカの社会学者は，残念ながら2人漫才を知りませんでした．ですから例としては漫才ではなく，医師と患者との関係をあげています．パーソンズのモデルでは，医師が「つっこみ」役で，つっこみ方のパターンが限定されています．「ぼけ」役の患者は，「つっこみ」役の医師の言うことをきちんと聞いてよくなるという役目があるとされます．

こうした安定した人間関係（社会システム）は，それぞれの人間の行動の安定したパターンによって成立します．この行動パターンのことを「**役割**」と呼び，それをおこなう人が占めている社会的な位置を「**地位**」と呼びます．ですから社会システムは，ふつう**地位＝役割**からなる体系をなしています．この**地位＝役割**の体系を「**構造**」と呼びます．おのおのの構成員がその役割を忠実に果たすことは，この構造を維持することにつながります．構造を維持するような働きを「**機能**」と呼びます（「役割理論」一般については，「間奏曲Ⅰ　役割理論」を参照してください）．

「構造-機能主義」とは，安定した社会のシステム（人間関係）が維持されていくことに注目するシステム理論です．

2) 恒常性維持のシステム理論

a. ホメオスタシス

　思えば，私たちの体は不思議な働きに満ちています．例えば，暑さの中でも寒さの中でも体温はほぼ一定ですし，血液に含まれる酸素・二酸化炭素・タンパク質などの濃度も，いつも一定の範囲にあります．脈拍や血圧も，高くなってもやがて一定の範囲へと戻っていきます．

　私たちの体がこうして一定の状態を保っていること，つまり生物体としてその恒常性を維持していることを，アメリカの生理学者キャノンは，「**ホメオスタシス**」と名づけました（「ホメオ homeo」は「等しい・同一の」という意味，「スタシス stasis」は「平衡（定常）状態」を意味します）．

　この「ホメオスタシス」の例としてよく知られているものに，血液のブドウ糖の濃度（血糖濃度）があります．

　私たちの血糖濃度は，ふつう 80 〜 100 mg/dl です．しかし，食事をしたり甘いものを食べたりすると血糖濃度が上がります．それに対して，インスリンというホルモンが分泌されて，血糖濃度を下げる働きをします．スポーツなどの運動をすると，この血糖濃度は下がります．しかし，それに対してはアドレナリンというホルモンが分泌されて，血糖濃度を上昇させる働きをします．こうして，血糖濃度の上昇あるいは下降という乱れに対して，インスリンによる血糖濃度低下あるいはアドレナリンによる血糖濃度上昇という対策がとられ，その結果，血糖濃度の恒常性が維持されています．

b. サイバネティクス

　「サイバネティクス」というのは，アメリカのウィナーという応用数学者によって考案された自動制御の理論です．まず具体例から話してみましょう．

　いまここに冷暖房エアコン（エアコンディショナー）のついた部屋があるとしましょう．外が暑くなり，そのため室内の温度も高くなりまし

た．エアコンは，設定温度より室温が高くなったのを感知して，冷房装置を働かせます．エアコンから吐き出される冷気は，室温を下げます．そうして室温が設定温度と同じになると，今度はそれを感知したエアコンは冷房を停止させます．もし室温がまだ設定温度より高ければ，冷房を続けます．

今度は外が寒くなったとしましょう．外界（環境）の影響を受けて室内の温度も低くなります．エアコンは設定温度より室温が低くなったことを感知して，暖房装置を働かせます．エアコンから吐き出される暖気は室温を上げます．そうして室温が設定温度と同じになると，今度はそれを感知したエアコンは暖房を停止します．もし室温がまだ設定温度より低ければ暖房を続けます．

エアコンは，ただやみくもに冷房や暖房をしているわけではありません．室温の変化（上昇あるいは下降）に対して反応（冷房あるいは暖房運転）しており，しかもそうした反応（冷房あるいは暖房運転）をした結果どうなったか（室温の設定温度との一致あるいは室温の設定温度との不一致）に，さらにまた反応（停止あるいは連続運転）します．いわば，エアコンは自分のやったこと（結果）をたえず気にしながら動いているわけです．

一般にサイバネティクス理論では，システムとは，環境から入ってくるもの（入力）を変換して環境へとはきだす（出力），そうした変換装置（機械）＝暗箱（ブラックボックス）であるとみなします（**図4-1**）．

中心となる概念は「**フィードバック**」の概念です．「フィードバック」

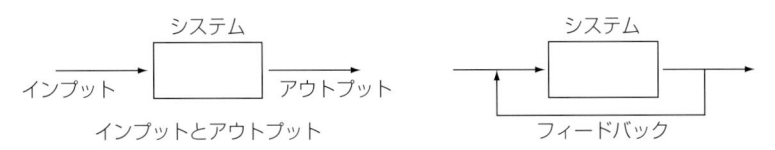

図4-1 システムの構造

```
              本人の意識
         ┌─────────────────────────┐
太っている ┄┄┄→│ 自覚 ┄┄→ 落ち込み ┄┄→│┄→ やけ食い
  ↑促進   └─────────────────────────┘         │
  └──────────────────────────────────────────┘
```

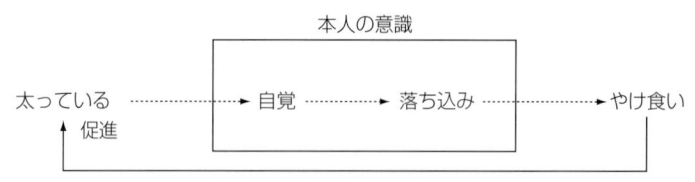

図4-2 ポジティブ・フィードバックの例：肥満していく女性の行動パターン

とは，出力（結果）に含まれる情報が入力（原因）へと戻って，それによってまた出力（結果）が左右されることを意味します．「**フィードバック**」には，「ポジティブ（正の）・フィードバック」と「ネガティブ（負の）・フィードバック」があります．ポジティブ・フィードバックとは，出力の一部が入力側に戻り，それによって出力が増大するフィードバックのことです．ネガティブ・フィードバックとは，出力の一部が入力側に戻り，それによって出力が抑え込まれるフィードバックのことです．

ポジティブ・フィードバックの例としては，肥満症の女性の行動パターンをあげることができるでしょう．① 太っている → ② 太っていることを鏡や他人からの指摘で知る → ③ 落ち込んでやけ食いする → ①′さらに太る → ②′太っていることを自覚する → ③′さらに落ち込みやけ食いする → ①″またまた太る → ②″……（**図4-2**）．

しかし，もしこの女性が太っていることを自覚した時，ダイエットするという反応をしたら，それはネガティブ・フィードバックが働いたといえるわけです．すると理想体重の維持という目標に近づくわけです（もちろん，ダイエットする → ダイエットに失敗して落ち込む → やけ食いする → 太る → ダイエットする → ダイエットに失敗して落ち込む → やけ食いする → 太る，というポジティブ・フィードバックが生じることもままあるでしょうが）（**図4-3**）．

制御理論であるサイバネティクスが重視するのは，ネガティブ・フィードバックのほうです．エアコンの例でいえば，エアコンは設定温

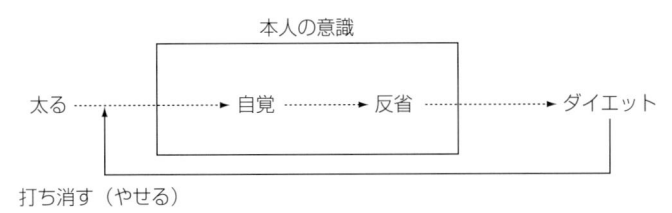

```
              本人の意識
        ┌──────────────────────────┐
  太る ──┼→ 自覚 ──→ 反省 ──┼──→ ダイエット
     ↑  └──────────────────────────┘       │
     └──────────────────────────────────────┘
   打ち消す（やせる）
```

図 4-3　ネガティブ・フィードバックの例：理想体重を維持する女性の行動パターン

度からのずれを感知し，それを抑え込むように作動します．また自分が作動して，結果室温が低下したり上昇して設定温度になると，それまでの作動をやめます．ここでは設定温度（目標）からのずれを常に打ち消す，つまり否定的（ネガティブ）なフィードバックがみられるわけです．

（もし，エアコンがネガティブ・フィードバックでなく，ポジティブ・フィードバックするようになっていたら，どうなるでしょう．エアコンは，室温が下がりだすと，それを感知してさらに温度を下げようと冷房運転し，その結果，温度が下がるとますます冷房しようとするでしょう．暖房の場合は，その反対にどんどん温度が高くなっていきます．そうなるとエアコンは，一定の温度を守ることも，またそうした温度を設定することもできません．）

このように，**サイバネティクスのシステム論とは，ネガティブ・フィードバックによって，システムの状態が一定に保たれることに注目するシステム論**です．

3) 自己組織化のシステム論

ウィナーの考えたサイバネティクスのシステムは，いわば標的をはずさないミサイルのようなものです．発射時に標的を教えてやると，それをめがけて飛んでいき，標的からはずれそうになると自分でそのずれを修正して標的に命中する，そういうミサイルのイメージです．

(もともとサイバネティクスは，ウィナーの戦時中に高射砲の精度を高めるための応用数学研究の過程で生まれ，その後も軍事的に活用されています．ですから，このたとえは決して奇異なものではありません．)

　ここで重要なのは，ミサイルは決して自分で標的を定めることはないし，飛んでいる間に標的を変えることはできないということです．エアコンの例でいえば，エアコンの設定温度はシステムの外にいる人間が設定するのであり，エアコンは途中でそれを変えることはできません．つまりシステムが維持し守るべき状態は，外から設定されており，システムはそれを変えることができないのです．すなわちシステムは変化したり，発展することはないということです．

　(ここで，次のような反論があるかもしれません．理想体重をめざしている女性は，その理想体重を，例えば45 kgから40 kgへと変更できるのではないか，システムがその目標を変えることは可能ではないのかと．しかし，この女性が目標体重を変えたことを説明するには，フィードバックによる状態維持というサイバネティクスの論理とは別の論理"理屈"を必要とします．システムの目標を設定したり変更したりする，そうした機能は，このサイバネティクスというシステムの論理からは実は説明できないのです．)

　ところで，人間という生体システムを考えてみればわかるように，私たちがふつう扱うシステムは，みずから発達したり衰弱したり死んでいくという変化するシステムです．しかし，このシステムの発達や衰弱といった変化は，恒常性の維持のシステム理論であるサイバネティクス・モデルから説明できません．

　もちろんこうした変化を，恒常性からの逸脱(ずれていること)としてとらえることもいちおう可能です．病気は，人間のネガティブ・フィードバックがうまくいかないためにおきた健康状態からの逸脱であり，医療が介入して人間をその逸脱から健康状態へ戻してやらないと死ぬこと

になる．そう考えることもできます．

　しかしこの論理では，子どもが大人へと成長することも，子どもという状態からの逸脱としてしかとらえられません．また老化や老衰などによる自然な死も，健康からの逸脱という異常状態としてしかみることができません．

　人間にとって，成長・老化・死はむしろ正常なうつりゆきなのであって，理論はそれをむしろ「正常なもの」として説明できなければ，意味がありません．また会社のような社会システムも，発展・拡大・衰退・倒産という変化をたどるのであって，それを逸脱としてしか説明できないシステム論は，システム論として不十分なものと言わざるをえません．

　そこで自分で変化していくようなシステム，そうしたシステムをなんとか説明できないだろうか，という模索が現在おこなわれています．これらの試みは総じて，「自己組織化のシステム理論」と呼ばれています．

　「自己組織化のシステム理論」には，現在次のようなものがあります．

　a. セカンド・サイバネティクスのモデル
　b. ノイズ（かく乱要因）からの秩序形成
　c. オートポエシス（自己生成）論

　簡単にコメントしておきましょう．

a. セカンド・サイバネティクスのモデル

　サイバネティクスの理論では，ネガティブ・フィードバックが主役でした．しかし生物などの発達をみてみると，わずかな変化がさらに増幅され，複雑な組織となっていくという過程がみられます．つまりそれまでの恒常性からのずれが，さらに増幅されて発達していく．これをシステムがもたらした変化をさらにシステムが増大させていくという，ポジティブ・フィードバックの論理としてとらえ，このポジティブ・フィードバックによる形態生成を中心にすえるのが，「セカンド・サイバネティクス」という理論です．丸山孫三郎という日本の学者が提唱しました．

b. ノイズ（かく乱要因）からの秩序形成

　サイバネティクスでは，環境からもたらされる恒常性からのずれは，抑え込まれるべきかく乱要因（ノイズ）でした．しかし，フォン=フォスターという学者は，むしろこのかく乱要因を積極的に評価し，このかく乱要因からシステムの新たな秩序がつくられていくとする考えを提唱しました．

c. オートポエシス（自己生成）論

　マトゥラーナというチリの生物学者が提唱しているシステム理論．システムの要素同士の相互作用を通して，システムの要素が作られていくという，システムが自分で自分を作り上げていくというシステムの理論です．

　以上がシステム理論のさまざまなモデルでした．

●参考文献

　システム論についての解説書にはあまりいいものがありません．あえてあげれば，
（1）E. ラズロー著，伊藤重行訳：システム哲学入門，紀伊國屋書店，1980．
（2）W. バックレイ著，新睦人・中野秀一郎訳：一般社会システム論，誠信書房，1980．
があります．また，バックレイに基づいた私の解説論文も参照してみてください．
（3）勝又正直：社会システム論(1)，(2)，(3)，名古屋市立大学看護短期大学部紀要，第4号，1992．（末尾に文献リストあり）
　生態学はシステム論がもっとも適用されている学問です．その考えのエッセンスを優れた科学ジャーナリストが解説したのが，
（4）立花隆：エコロジー的思考のすすめ―思考の技術，中公文庫，中央公論社，1990．
です．システム論の解説としても読めます．
　家族療法については，
（5）吉川悟：家族療法―システムズアプローチの「ものの見方」，ミネルヴァ書房，1993．

（6）平泉悦郎：家族療法，朝日文庫，朝日新聞社，1994.

があります．家族療法は家族看護に導入されています．これについては，

（7）森山美知子：ファミリーナーシングプラクティス―家族看護の理論と実践，医学書院，2001.

を参照してください．

　ホメオスタシスについては，

（8）W.B.キャノン著，舘鄰・ほか訳：からだの知恵，講談社学術文庫，講談社，1981.

　　サイバネティクスのモデルに限って言えば，

（9）飯尾要：システム思考入門，日本評論社，1986.

が図が多くて読みやすく書かれています．

　オートポエシス論にもとづく生物学は，

（10）H.マトゥラーナ，F.バレーラ著，管啓次郎訳：知恵の樹，ちくま学芸文庫，筑摩書房，1997.

美しい本です．

第5章

看護理論における
システム理論

概観とオレムの看護システム

　前章の内容を整理してみましょう．
　システムとは，相互に関係しあう部分からできたまとまりのある全体です．
　システム理論とは，こうしたまとまりのもつ性格を，部分部分のせいにしないで，全体として考察していこうという理論です．
　システム理論は，①均衡のシステム理論，②恒常性維持のシステム理論，③自己組織化のシステム理論の順にモデルチェンジしています．
　ではこのシステム理論は，看護理論ではどのように使われているのでしょうか．

1. 概観

　看護理論でシステム理論がどのように使われているかを見る場合，注意しなくていけないことは，それぞれの看護理論家が，①何をシステムとみなしているのか，②どのシステム理論のモデルを主に使っているのかです．次の頁の**表5-1**をみてください．

表5-1　各看護理論のシステムのとらえ方

理論家（発表年）	何をシステムとみるか	主に使用しているシステム理論
ジョンソン（1968）	個人の安定した行動パターン	均衡システム理論（構造−機能主義）
キング（1971, 1981）	個人・人間関係・社会	均衡システム理論（構造−機能主義）
オレム（1971）	患者と看護者の相互行為	均衡システム理論（構造−機能主義）（および恒常性維持システム理論）
ニューマン（1972, 1974, 1980, 1989）	人間	恒常性維持システム理論（サイバネティクス）
ロイ（1984）	人間	恒常性維持システム理論（サイバネティクス）
ロジャーズ（1970, 1980, 1983, 1986）	人間	ホメオダイナミクス論

　ここで皆さんは，ロジャーズが一番あとにきたので意外に思ったかもしれません．ロジャーズ理論は1970年に発表されており，オレム理論（1971年）の前年，ロイ理論（1984年）よりはずっと前です．しかしロジャーズの「ホメオダイナミクス」論は，「自己組織化のシステム理論」にきわめて近い発想といえます．そこであえて，システム理論のモデルチェンジの順序にしたがって，私はロジャーズを最後にあげました．詳しくはロジャーズ理論の解説で述べます．
　本章では，オレムの「看護システム」の説明をすることにします．ロイとロジャーズは章をあらためて考察します[1]．

2. オレムの看護システム

　ドロセア・オレムの看護理論は，ふつうニード指向の理論とされ，システム指向の理論とはされません．第3章でみたように，オレム看護理論を理解するためには，べつにシステム理論は必要ありません．

しかしオレムは『看護概念の再検討』の中で，アシュビーの「自己組織システム」にふれています（アシュビーはウィナーの難解だったサイバネティクスを，『サイバネティクス入門』という優れた入門書を書いて一般に広めた人です）．また，解説などでもこのことを重視する人もいるようです．そこで，そこのあたりの関係について簡単に述べておきます（以下の記述は難しいので，飛ばして読んでかまいません）．

　アシュビーは「自己組織システムの原理」[2]という論文で，システムが新しい環境に適合する，つまりシステムが変化していくには，システムがそのままでは不可能だ．新たにシステムの反応を制御し，変えるような部分（α）がシステムに付け加えられないと，システムは変化し新たな環境には適応できない，と述べました．

　つまりあらかじめ行動が決められた機械は，そのままでは新たな行動ができるようにはならないのです．もし変化した環境に適応すべく，新たな反応をするようにしたかったら，そうした新たな行動を起こさせるような制御部分を付け加えてやらなくてはならない，というのです．

　要するに，アシュビーのこの論文は，サイバネティクスの論理では自分だけで変化・発展していくシステム，すなわち「自己組織化システム」は不可能だ，ということを述べたものです．

　例えば，摂氏23度の室温を保つようにセットされたエアコンは，自分では設定温度を変えることはできませんし，暖房速度や冷房速度も変えることはできません．しかし，寒さや暑さがたいへん厳しいところでは設定温度を上げたり下げたり，暖房・冷房速度を速めてやる必要がでてきます．そうしたことは，これまでのエアコン装置だけではむりで，新たな制御装置を付け加え，環境の厳しさに対応できるようにしてやらなくてはなりません．

　オレムは，人間というシステムが病気やけがという新たな厳しい状況に適合できない時，それにくっつきコントロールし助けて，新たな厳し

い状況に適合できるように変えてやるものとして，看護を考えたというわけです．

これはちょうど，コタツとそれにつけられたサーモスタットつきの電熱器に似ています．つまりコタツの温度の低下（セルフケア能力の低下）に応じて電熱器が発熱する（看護者がケアする）というわけです．

これはもっと正確に言えば，サーモスタットつきの弱いコタツにさらにサーモスタットつきの電熱器を付けたというべきです．弱いコタツが患者です．患者は弱い，あるいは弱っているため周りの厳しい環境に適応できなくなっています．そこを，強い電熱器である看護が，弱いコタツの不足に合わせて熱を発してやる，つまり援助してやるというわけです．しかし，コタツが十分暖かいのに，サーモスタットがこわれてしまうと，電熱器が発熱し熱くなりすぎてしまいます．つまり患者のセルフケア能力を低く見誤って看護すると，ケア過剰になってしまいます．

オレムは人間をシステムとみなすかわりに，患者のセルフケア能力の程度に応じてケアする看護者の行動のパターンのほうを「看護システム」と呼んだわけです．

ちなみに，パーソンズの患者と医師の相互行為のシステムでは，行為のパターンは決まったままでした．ところがオレムの看護システムでは，患者のセルフケア能力に応じて，看護者の看護介入のパターンが3つに分けられています．理論として数段上であると言ってよいでしょう．

●参考文献

　オレムの看護システムについては，
（1）**看護開発協議会著，小野寺杜紀訳：看護概念の再検討，メディカル・サイエンス・インターナショナル，1976．**
を参照しました．

●注

1) 本文でとりあげる，オレム，ロイ，ロジャーズ以外の，ドロシー・ジョンソン，アイモジン・キング，ベティ・ニューマンの理論についても少しふれておきましょう．

ジョンソン理論

ドロシー・ジョンソンは，人間の行動のまとまりをシステムとみなしています（ここでは行動が要素になっています）．システムは，その性格によってさらにサブシステム（下位システム）に細かく分かれます．つまり，人間の行動にはまとまりがあり，それが健康を維持している．しかもその行動には，所属，従属，摂取，排泄，性，攻撃，達成にかかわるさまざまなものがあり，それもそれぞれがパターンをもってまとまっているのです．これがうまくいかなくなった時，看護が手助けするということです．

ジョンソンやオレムは，人間の行動のまとまりをシステムとしてとらえています．アメリカでは，1940年代後半から「行動科学」と呼ばれる人間行動を研究する科学が起こり，生物学，心理学，社会科学を統合しようという動きがありました．ジョンソンたちが，あくまでも行動のほうに固執したのは，その影響もあるのかもしれません．

キング理論

アイモジン・キング理論のミソは，個人，人間関係，社会がそれぞれシステムとみなすことができることを指摘した点にあります．しかし，システム内部の要素同士の間での相互作用を重視して，システムがその外界（環境）とどのような関係にあるのかについて，あまり考慮していないようです．

ジョンソンもオレムもキングも「フィードバック」という言葉を使うことはあるようですが，サイバネティクスの全面的応用にまでには至っていません．そのため不徹底な感じが残ります．それに対してニューマンやロイになると，サイバネティクスを全面的に使い，人間をフィードバックによって恒常性を維持しているシステムとみなすようになります．

ニューマン理論

ベティ・ニューマンの理論のミソは，まずロイと同じく，①人間をサイバネティクスのシステムととらえたこと．次に，②ストレッサー（ストレスを与えるもの）の概念を拡大して，人間というシステムの安定性（恒常性）をおびやかすものすべてを「ストレッサー」と呼んだこと．さらに，③いわゆる予防，治療，リハビリテーションにおける看護介入を「一次予防」，「二次予防」，「三次予防」と呼んで，「予防」としてくくったことです．その結果，きわめて理論がすっきりとしました．

人間（患者）がストレッサーによって恒常性をおびやかされ（防衛線を破ら

れ)たり，さらにストレッサーの脅威を打ち消す反応(ネガティブ・フィードバック)を使って恒常性を維持することも困難となった(抵抗線を破られそうになった)時，恒常性が破壊される(病気や死に至る)ことを予防するために看護が介入する，というわけです．

しかし理論がすっきりしたかわりに，あまりにも「ストレッサー」と「予防」の意味が広くなりすぎて，かえって戸惑う人もいるかもしれません．

ニューマンの理論については，

ベティ・ニューマン著，野口多恵子・ほか監訳，ベティ・ニューマン看護論，医学書院，1999．

特に，23,26,46,61-64,164-6,172頁を参照してください．

2) W.A.アシュビー著，山田坂仁・ほか訳：頭脳への設計，宇野書店，1967．
に付録として収録されています．

第6章

ロイの看護理論

　ロイは，はじめヘルソンの精神物理学に影響を受けて，みずからの「適応モデル」をつくり発表しました(1974年)．しかしその後，システム理論の影響を受け，サイバネティクス理論に基づいて自分の理論を改訂しました(1984年)．

　ここでは，システム理論に基づく改訂されたロイ理論の解説をすることにします．

1. 基本的アイディア

　ロイ理論の基本的アイディアは，人間はいわばエアコンつきの部屋のようなものである，つまりサイバネティクスによる自己恒常性維持のシステムであるというものです．

　エアコンつきの部屋の場合，まず外界(環境)から寒さや暑さという影響(刺激)が与えられます．それによって，室内温度は設定温度からずれていきます．室内温度が設定温度からずれていくというのは，このエアコンつきの部屋というシステムが，外界(の変化)に負けてしまっていることです．外界の変化にも負けずに，自己の恒常性を維持するのが「適応」ということの意味です．つまりこの部屋というシステムが，

維持しなくてはならない設定温度（適応のレベル）からずれているということです．

　温度という刺激は，「**適応レベル**」，すなわち設定温度からのずれとしてエアコンのセンサーが感知します（入力）．この情報は，エアコンのコンピュータに伝達されます．コンピュータ内蔵のコントロール部は，温度のずれの方向と大きさ，つまり暑いのか寒いのか，またどのくらい暑いのか寒いのかによって，冷房するのか暖房するのか，またどのくらい強く作動するのかを決定して，冷房装置あるいは暖房装置へと命令を下します．

　この冷房あるいは暖房の効果を上げる機器（効果器）が作動して，冷気あるいは暖気が吐き出されます（出力）．吐き出された冷気，あるいは暖気により室温が設定温度に近づくと，そのことは再びエアコンのセンサーが感知するところとなります（フィードバック）．すると，エアコンは冷房あるいは暖房を弱めたり運転を停止させます．

　ロイの理論は「適応モデル」と呼ばれます．ここで注意しなくてはいけないのは「**適応**」という言葉です．「適応」というのは，環境に「なじんでしまうこと」ではありません．例えば，常温動物の人間が寒冷地で暮らす時，外界の気温に影響を受けて体温が低下してしまっては適応しているといえません．そうではなくて，低い気温であるにもかかわらず自分の体温を維持できるようになること，これが「適応」ということです．すなわち，**外界（環境）に抗して自己の恒常性を維持すること**が「適応」という言葉の意味です．

　環境は，人間にさまざまな刺激を与えます．これが人間の恒常性をおびやかすようなものとなる時，人間は十分に環境に適応していないことになります．このことを感知した人間は，自分の環境に対する適応を高める（環境において自己を維持する）べく「反応」します．刺激を受けて，どんな反応をするかを決めて，反応するのが「**調節器**」と「**認知器**」です．

表 6-1　エアコンと人間の比較

	エアコン	人間	
入力	外気の影響	刺激	
目標	設定温度	適応レベル	
受容器	センサー	生理的感知器官	知覚
中枢	コンピュータ	神経系・内分泌系	大脳を含む神経系
効果器の作動様式	冷房／暖房	生理的適応様式	他の3つの適応様式
効果器官	冷房／暖房装置	生理的器官	心理・社会的行動器
出力	冷気／暖気	生理的反応	心理・社会的反応

頭を使っておこなうのが「**認知器**」で，それ以外の生理的な反応は「**調節器**」がおこないます．反応がうまくいった時もうまくいかなかった時も，その結果をまた感知して次の反応を決定します．

　適応しようとする反応が，常に成功するとはかぎりません．かえって環境への適応が低下する場合もあります．その基準となるのが「**適応レベル**」です．適応レベルでふさわしいとされる反応が「**適応反応**」であり，ふさわしくないとされる反応が「**不適応反応**」です．

　人間の環境への適応がうまくいかない時，手助けするのがまさに「**看護**」です．看護は人間の適切な反応を増加させ，誤った（非効果的）反応を抑えます．

　セルフケアが1人の人間にとどまらず，子どもと母親といった，人間群でおこなわれることもあったように，システムの自己維持（適応）も，人間群でなされることもあります．そのためロイは，人間群がシステムとなることもあると指摘しています．

2. 適応反応

　ところで，エアコンには，冷房・暖房という応じ手（適応様式）しかありませんでした．そのためエアコンのついた部屋では，室温しか恒常性の維持ができません．しかし，もし除湿・加湿の機能がつけ加わった

ら，湿度も一定に保つことができます．

　人間という自己を維持しているシステムの場合はどうでしょうか．人間の場合は，大きく分けて4つの適応の様式をもっています．

1) 調節器による適応反応
生理的な適応様式
　生理的な適応様式は，キャノンが「ホメオスタシス」で述べたことと変わりはありません．暑い外気の影響（刺激）で体温が上がり，体温の恒常性維持のレベル（適応レベル）が低下すると，それを調節する機構（調節器）が働いて，発汗などの生理的な適応様式が現れます．その結果，体温が低下し平熱に戻ると，発汗という適応の仕方をやめます．また反対に，冷気の影響で体温が低下すると，筋肉をふるえさせたりして発熱するというやり方（様式）で体温を上げ，その結果平熱に戻るとふるえは止まります．

　体温以外にも，体のさまざまな生理的恒常性は，ほぼ自動的に調整・制御されます．この調整作用は，人間が生まれながらもっているものです．ロイはこの生理的な調整をする器官を「**調節器**」と呼び，この器官がおこなう生理的な適応の仕方（様式）を「**生理的様式**」と呼んだわけです．

2) 認知器による適応反応
　ところで人間は生物学的な存在であると同時に，それぞれ固有の心理をもち，社会的に生きている存在，すなわち「生理心理社会的存在」です．

　この心理的な側面と社会的な側面での適応の仕方（様式）は，生理的機能のように自動的な調整ではありません．生まれたあとから習得する，それも頭を使って習得し，かつ頭を使って行動のかたちにするものです．このように，頭を使って自己を維持するのにふさわしいやり方（様式）

表6-2　ロイの3つの適応様式

適応様式	維持する対象	関係世界
自己概念様式	私にとっての私	一人称的世界
役割様式	彼らにとっての私	三人称的世界
相互依存様式	あなたにとっての私	二人称的世界

を選び行わせるのが「**認知器**」です．

「**認知**」(cognition)というのは，「知覚，学習，記憶，思考といった人間の知的作用一般」をさす言葉です．自動的な反応とは異なる，人間の内的な知的活動を意味します．

生理的様式を使って調整し維持しようとしたのは，生物としての人間（私）でした．では，頭の働き（認知）を使って維持しようとする「私」とは，どんな「私」でしょうか．例えば，心理的な「私」と社会的「私」，という分類も可能でしょう．しかしロイ理論では，頭を使って（認知器によって）選ばれる適応様式は，「**自己概念様式**」と「**役割様式**」と「**相互依存様式**」の3つです．してみると，この3つの適応様式によって維持されるのは，どんな「私」（人間）なのでしょうか．私見によれば，それは以下の3つであるように思われます（**表6-2**）．

各様式をさらにみてみましょう．

a. 自己概念様式

「**自己概念**」（セルフ・コンセプト）とは「自分（セルフ）についての考え（コンセプト）」，つまり「自分をどういう人間だと考えているか」，「自分についてのイメージ」のことです．「私はかくかくしかじかの人間である」ということ，つまり私という一人称が何であると自分は考えているか，ということです．もちろんその内容としては，さまざまなものが考えられます．容姿や体力などの体のイメージもあれば，まじめだとか，がまん強いとかいう性格についてのイメージもあるでしょう．

ともかく，そうした自分のイメージから自分がずれていると気がつく

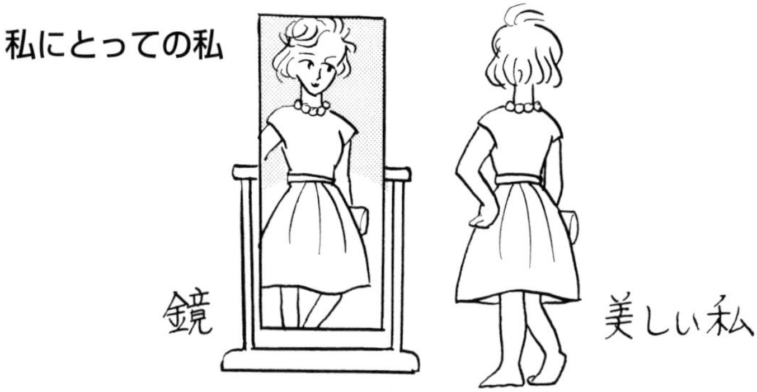
私にとっての私
鏡
美しい私

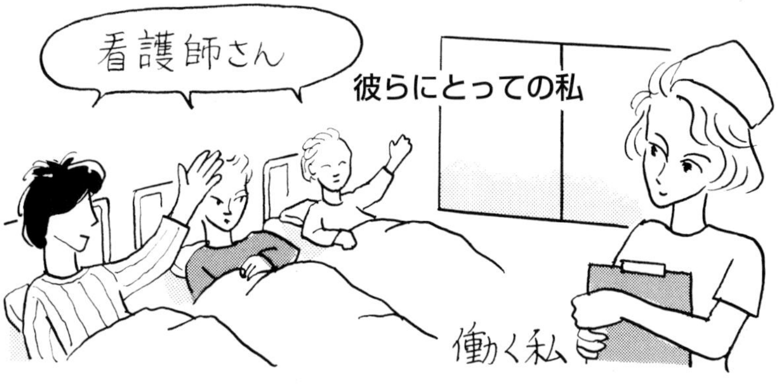
看護師さん
彼らにとっての私
働く私

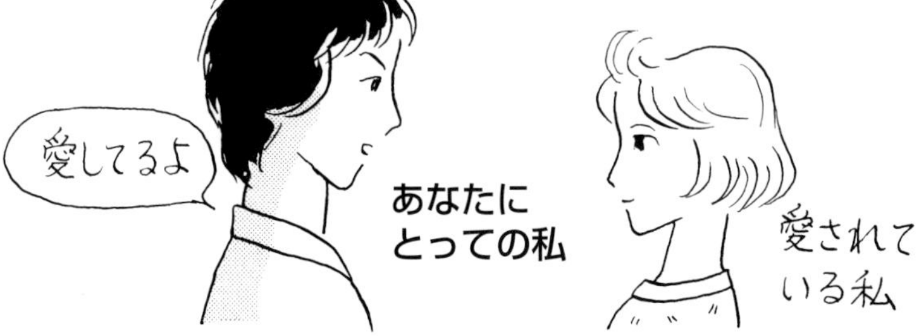
愛してるよ
あなたにとっての私
愛されている私

と，人は自分本来の姿であると思っているイメージへと軌道を修正しようとするわけです．

　健康な時は人間は自分の自己概念に合わせて自己をわりとたやすく維持できるでしょう．しかし，病気になったり手術を受けるとそうはいきません．例えば，人工肛門を造設した女性は，自分の体が今までの体とはまるで違ってしまったと感じることでしょう．そこで彼女はこの事実を受け入れて自分の体の新たなイメージを作らなくてはなりません．時には，自己のそれまでのイメージを変えてでも，「自分にとっての自分」というものを維持していく働きのことを，ロイは「**自己概念様式**」と呼んだのです．

　それはきわめて困難な過程と言えるでしょう．看護師はそれを援助しなくてはいけません．病気の予後や術後の過程が生理的に順調だからといって患者を放置すると，患者は医学的には治癒しつつあるのにひどい落ち込みを示したり，ときには自ら命を縮める人さえ現れたりするのです．

b. 役割様式

　「**役割**」とは，ふつう社会学では「地位」（社会的な位置）にふさわしいとされる行動のパターンのことをいいます．人は社会という，彼や彼女という第三者をも含む世界（三人称の世界）にあって，その社会的位置にふさわしい行動をとる（役割を演じる）ことで，自分自身であろうとします．つまり「**役割様式**」は，社会的関係における自己維持の様式なわけです．

　ロイ理論では「一次的役割」，「二次的役割」，「三次的役割」という分類を使っていますが，これはあまり社会学では用いない用法です．ふつう「一次的役割」は「属性」と呼び，「二次的役割」と「三次的役割」は，いっしょにして，「地位」とつながった「役割群」（役割の集まり）と呼んでいます．

病気になると，しばしば今まで果たしてきた役割では社会的な自己というものを維持できなくなります．例えば，喉頭がんの手術のため声が出なくなった教師は，もはや教師の役割を演じることはできません．大手術の後の女性はもはや主婦としててきぱきと働くことはできないでしょう．新しい仕事や新しい役割を見つけて社会的な自分というものを維持していかなくてはいけません．どんなことができるのか，どんなことに気をつけたらいいのか，そうした助言を看護師はすることができるでしょうし，またそれは必要なことだといえるでしょう．

c．相互依存様式

　人間は，自分だけの世界や第三者との世界だけでは生きてはいけません．つねにかけがえのない相手（**重要な他者** significant others：自分を形作るうえで不可欠な相手）との依存関係をもつことで，自分というものを維持しています．例えば，配偶者や肉親などを失った人は，自分を支えるすべを失ったと感じるものです．「相互依存様式」とは，そうした根源的な相互作用による自己維持の様式であるといってよいでしょう．

　先ほどの，人工肛門を造設した女性を例にとるなら，術前の彼女は夫に愛された美しい妻だったかもしれません．しかし人工肛門の造設によって，彼女は「もはや女ではない，もう夫に愛されないかもしれない」という不安を抱えているかもしれません．そこでもし夫が人工肛門について無関心かつ無理解だったとしたら，妻は絶望に突き落とされ，夫との新しい相互依存関係をもてなくなってしまうかもしれません．

　看護師は患者の夫を治療の場に呼び，彼女の疾患，術後，人工肛門，その処置法などの説明をすることで，夫に新しい妻を受容できるようにうながす必要があるでしょう．夫に受容されなくなった自分というものを彼女自身も受容できなくなってしまうからです．

　看護は，病いによってかけがえのない相手との関係における自分というものを維持できなくなっている病人を，病人とその相手に働きかける

表6-3 オレムの普遍的セルフケア要件とロイの適応様式

オレムの普遍的セルフケア要件	ロイの適応様式
1. 十分な空気摂取の維持	1. 生理的様式　①酸素化
2. 十分な水分摂取の維持	
3. 十分な食物摂取の維持	②栄養
4. 排泄過程と排泄に関するケアを提供	③排泄
5. 活動と休息のバランスを維持	④活動と休息
7. 人間の生命，機能，安寧に対する危険を予防	⑤防衛*
	2. 自己概念様式
6. 孤独と社会的相互作用のバランスを維持	4. 相互依存様式
8. 社会集団での人間の機能と発達の促進	3. 役割機能様式

*①〜⑤が，生体の外と内との間の相互作用がかかわる生理的様式です．そのほかに内的な恒常性を維持するために，感覚，水と電解質，神経機能，内分泌機能の4つの生理的様式があります．

ことで，支えることができるでしょう．

3. オレムとの比較

　ここで，オレムの普遍的セルフケア要件とロイの適応様式を比較しておきましょう（表6-3）．

　こうして比較すると，ロイ理論の強みは，システム論の適用はもちろんですが，「自己概念」を理論に導入にしたことにあると気がつきます．

　乳がんのため乳房切除を受ける女性が，女らしい体のイメージが崩れることに苦しみ，さらに「自分はもう女でなくなってしまう」と感じ悲嘆にくれる．……乳房が女性としてのシンボルとなっているアメリカでは，とりわけこうした事例がみられるようです．こうした事例は「自己概念」という考え方をぬきにしては理解しがたいでしょう．

　「自己概念」（セルフ・コンセプト）については，このあとの「間奏曲Ⅱ」で取り上げます．

4. ロイ理論の限界

ロイは次のように言います.

「この［適応レベル］は，フィードバックと比較するための可変的な基準となる．これはサーモスタットの温度設定に似ているが，ただし生きている人間では，設定が固定点にとどまることはない．人間は絶えずあらたな対処能力のレベルを獲得していく」[1].

つまりロイによれば，人間は自分で温度設定を変えていくようなシステムであるということになります.

しかし，ロイが用いた（ネガティブ・フィードバックによる）サイバネティクスのモデルでは，この与えられた目標設定をシステム自身が変えていくことはできません．そうしたずれを抑え込んで，言われたとおり，設定されたとおりに動くのが，サイバネティクスの自動制御の機械なのです．

つまり，もしロイが人間が成長・発達・老化していくことを彼女の理論に盛り込もうとするなら，ネガティブ・フィードバックによって恒常性を維持するサイバネティクスのモデルを捨てるか，改良しなくてはならないのです．もちろんロイは，自己概念様式において発達を盛り込もうとしています．またよく考えてみると，病気になった後の病人の自己概念，役割，相互依存は，病気になる前とは変化しており，病気になった後の新たな自分に適応した自己概念，役割，相互依存が模索され創り出されていかなければなりません．ですから厳密には，ここでは彼女が依拠した，ネガティブ・フィードバックによるサイバネティクスの理論は修正（改変）されているわけです．彼女がその掲げた目標,「絶えず新たな対処能力のレベルを獲得していく」人間を理論化していくためには，ほんとうは，システム理論そのものを変える必要があるのです．

●参考文献

ロイの看護理論については，
（1）松木光子監訳：ロイ看護論—適応モデル序説，メヂカルフレンド社，1981．
（2）松木光子監訳：ロイ適応看護モデル序説（原著第2版），HBJ出版局，1993．邦訳第2版，へるす出版，1995．
　　後者はすぐれた基礎看護学の教科書といえるでしょう．
　　ロイ理論の根幹を知るには，次の本が簡便です．
（3）松木光子監訳：ロイ適応看護論入門，医学書院，1992．
　　練習問題までついていて，ためになります（私も解いてみました）．
（4）松木光子監訳：ザ・ロイ適応看護モデル，医学書院，2002．

●引用文献

1) Sister Callista Roy: Introduction to Nursing-An Adaptation Model, 2nd Ed., p.30, Prentice-Hall, 1984.

第7章
ロジャーズの看護理論

　前章では，サイバネティクス・モデルに基づくロイの看護理論をみてみました．

　ネガティブ・フィードバックのサイバネティクス・モデル，あるいはその先駆的モデルであるホメオスタシス・モデルは，生物の恒常性維持を説明するものでした．しかしそれでは生物，とりわけ人間の誕生・成長・老化・死という変化は説明できません．マーサ・ロジャーズという人はたいへん勘のいい人で，このホメオスタシス・モデル（さらにはその発展形であるサイバネティクス・モデル）の欠陥を乗り越えるべく，独自に「ホメオダイナミクス」という生体の成長・発展を説明する理論を提唱しました．これは，システム理論における自己組織化モデルと同じことをめざす理論です．

　本章では，このロジャーズの理論をみてみることにしましょう．

1. エントロピーと開放系

　例えば，砂浜に大きな砂のピラミッドをつくったとします．ひどく大きくて，形もしっかりしたりっぱなものをつくったとしましょう．

　でも，それはしばらくすると，いくども寄せる波に削られ，風に砂が

人間

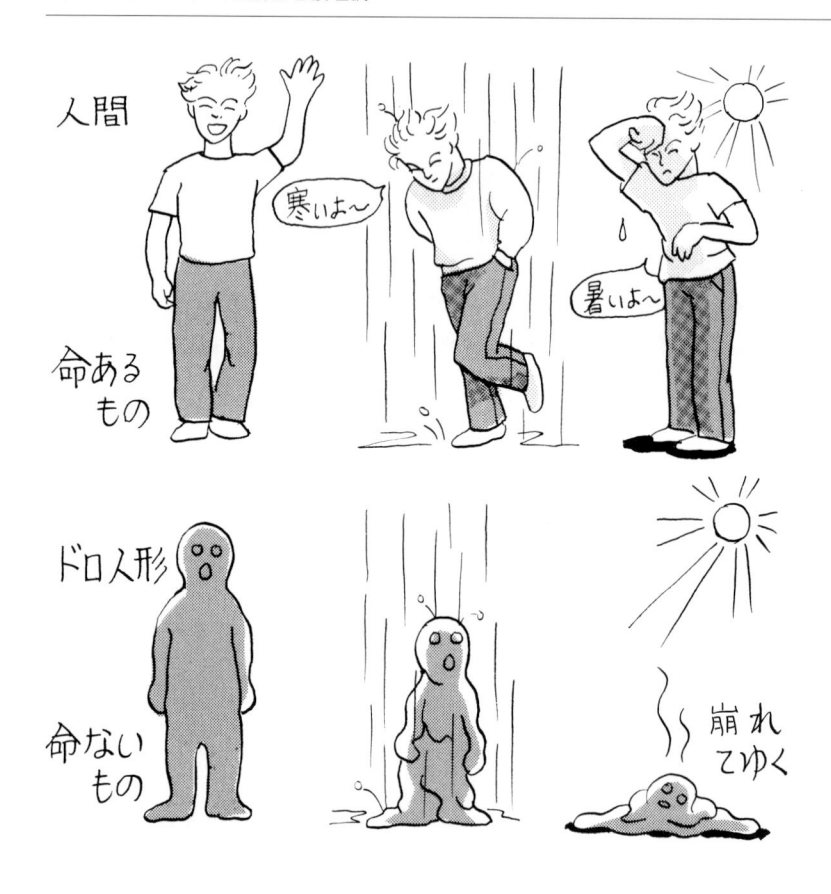

命あるもの

「寒いよ～」
「暑いよ～」

ドロ人形

命ないもの

崩れてゆく

運ばれて，次第に元のりっぱな形がなくなって，ただの砂の山になってしまうでしょう．さらに時間が経てば，その山も消えてしまうでしょう．

　別の例をあげましょう．あなたは角砂糖を1つ取り上げました．きれいな立方体です．それをコップの中に入れ，少しだけ水を入れてみます．はじめは，角砂糖はなんともありません．だがしばらくすると，入れた水の水面と角砂糖が接するところ（喫水線）のあたりから，角砂糖は削れだします．そして，その削れたところは次第に大きくなり，角砂糖はついに崩れはじめます．さらに時間をおくと，角砂糖は，もはやその美しい秩序だった立方体の形をとどめてはいません．ただの白い砂糖の山

となって水の中に沈んでいるでしょう．もっと時間が経てば，砂糖は水にとけて，砂糖の山は消えてしまうでしょう．

こうして自然界においては，形あるもの，秩序だったものは，次第に形なきもの，無秩序なものへと向かっていきます．だから，ものをこわしてデタラメにするのはたやすいのですが，それをまとめて形あるものにするには大変な労力を必要とします．

自然界のこの無秩序さ，デタラメさのことを「エントロピー」といいます．「エントロピー」はたえず増大していきます（これを「エントロピー増大の法則」といいます）．

さて，先ほどの砂のピラミッドの話に戻りましょう．ここに2つの砂のピラミッドがあったとしましょう．何日も経ちました．一方のピラミッドがもはや形もなく，わずかな砂の盛り上がりとなってしまいました．ところがもう一方のピラミッドは，できた時のままの美しい形だったとしましょう．これは単なる偶然でしょうか．いやきっと誰かが，波にさらわれ，風に削られた砂を補って補修したに違いない，とあなたは言うでしょう．

砂のピラミッドの美しい形は，このあらゆるものが無秩序へと向かっていく世界にあっては，常によそから砂を補い補修しなくては維持できないものなのです．

ユダヤ教とキリスト教では，人間は神様がドロからつくったことになっています．そこで，あなたもあなたそっくりの人形をドロでつくったとしましょう．ドロ人形とあなたは，並んで立っているとしましょう．時間が経ちます．ドロ人形はどうなるでしょう．もちろん雨風を受けたり日に照らされ乾いて，崩れていくでしょう．

あなたはどうでしょう．相変わらず，あなたはあなたのままです．あらゆるものが崩れ，その無秩序さを増していくというにもかかわらず，あなたはあなたの形を維持したままです．つまりあなたは，エントロピー

増大の世界にあってエントロピーを増大させない存在，秩序を維持する存在なのです．無秩序さがプラス（正）のエントロピーで表されるなら，秩序だっていることはマイナス（負）のエントロピーで表せるでしょう．崩れていかず，自分という秩序を維持しているあなたは，だから「**負のエントロピー**」で特徴づけられる存在なのです．

　では，なぜあなたはあなたのままでいられたのでしょうか．

　それは，あなたが「生きている」からです．しかし「生きている」とは，この場合どういうことなのでしょうか．それは呼吸をし食事をし排泄をするなどを意味します．あなたは，あなたの外界からさまざまなものを取り込み，あなた自身からさまざまなものを吐き出して生きています．

　このように，外からエネルギーや物質を取り込み，それを自分のものにし，いらなくなったものを外へと吐き出す，そうしたまとまり（システム）のことを「**開放系**」（open system：環境に対して開かれたシステム）と呼びます．

　人間を含む生物一般は，外から取り込み，内から捨てながら，自分というまとまり（秩序）を維持し続ける，「**負のエントロピーを特徴とする開放系**」なのです．

　ここでみなさんは，次のような疑問をもつと思います．サイバネティクス・モデルも，システムはインプット（入力）とアウトプット（出力）をもっていたから，環境に対して開かれたシステム，すなわち「開放系」ではないのかと．

　まず，均衡モデルは環境に開かれていません．それに対して，サイバネティクス・モデルでは，設定されたシステムの状態からのズレが情報としてシステムに伝えられ，それがシステムの行動（アウトプット）となります．サイバネティクス・モデルのシステムが，環境から取り入れるのは実は情報であって，物質ではありません．ですから，サイバネティクスは環境に対して，十分に開かれているとはいえないのです．

つまり，サイバネティクス・モデルのシステムは，完全な意味での「開放系」ではないのです．生物は外（環境）から物質を取り入れて，それを使って自分を形成していきます．その点で，サイバネティクスは生物の現象を説明するには不十分な理論なのです．

2. ホメオダイナミクス

ところで，生物（人間）はいつまでも同じ自分を再生産しているわけではありません．例えば，赤ん坊の時はもみじのようだったあなたの手も，いまでは大きくがっちりとしていますし，そのうちしわだらけになるかもしれません．

つまり生物（とりわけ人間）は，この空間（縦・横・高さの3次元空間）において，過去から現在さらに未来へと時間の中を誕生し，成長し，発達し，老化し，死んでいくのです．すなわち，時空間（4次元空間）を変化していく存在です．そうした生物を説明する原理としては，一定の状態を守るだけの恒常性維持のシステム論，すなわちホメオスタシス論やサイバネティクス論では不十分です．ですから，この生物の変化・進展を説明する原理として，ロジャーズは「**ホメオダイナミクス**」というものを提唱したわけです．

ロジャーズはホメオダイナミクスの原理として，「**相互性**」，「**共時性**」，「**共鳴性**」，「**らせん運動性**」の4つをあげています．

その内容は，いずれも生物（人間）と環境との関係について述べたものです．

「**相互性**」とは，人間と環境との相互作用を意味します．

「**共時性**」とは，人間と環境との同時的な変化を意味します．

ロジャーズは，のちのモデルでは「相互性」と「共時性」とをまとめて「**相補性**」，あるいは「**統合性**」と呼んでいます．ともにその内容は，人

変化　発展・変化　変化

環境　システム

ホメオダイナミクスのイメージ

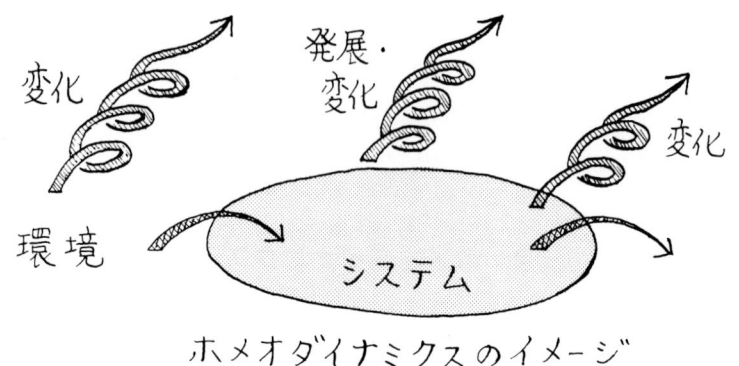

間と環境が相互に同時に作用しあうことを意味します．

「共鳴性」とは，人間と環境の互いの変化が共鳴し合うことを意味します．

「らせん運動性」とは，人間と環境が互いに作用し合う結果，ともに多様なものへと進化（発展）していくことを意味します．

統一体としての人間が，環境との関係において，ホメオダイナミクスのパターンにしたがって十分に展開していくことを手助けすることが，看護であるというわけです．

3. ロジャーズ理論の難点

ところでロジャーズは，生物（人間）や環境がある場所を「電気力学的なエネルギーの場」と称しています．なぜこうした言い方をするのでしょうか．理由は次のようなことです．

生物（とりわけ人間）がたえず変化しつつ，自己を維持しているものだとしたら，そうした自己の同一性（自分は自分のままであるということ）は，もはや物質的な同一性では説明できません．つまり，1年前の私の細胞と今の私は細胞は別物ですが，私は私のままです．では私が私

のままである，ということは何によって説明できるのか．それは自分を構成しているパターンということになります．さらに物質的でないということから，このパターンによる構造は，電気のようなエネルギーによってつくられていくのではないかという類推が働いたわけです．

これは，今日の生物学なら遺伝子の同一性によって説明する事柄です．細胞が分裂し世代交代をしていっても，必ず前の細胞と同じ細胞がつくられるのは，細胞の核に入っているDNAという核酸のもつ遺伝情報が，RNAという核酸によって複写・伝達されるからです．これは電気力学とはひとまず関係ありません．

思うにロジャーズの「ホメオダイナミクス」の原理は，最近の生物学と対話しつつ，新たに書き改められなくてはならないでしょう．その際，最近の生物医学のもつ「遺伝子還元論」とでもいうべき風潮も，もちろん批判しなくてはなりません．私のみるところ，ホメオダイナミクスはこのままでは思弁でしかなく，具体的な理論にはなりにくいと思います．

ロジャーズがいちはやく，「ホメオダイナミクス」によって，③自己組織化のシステム理論を示唆したにもかかわらず，看護界ではそれ以前の②恒常性維持のシステム理論（具体的にはサイバネティクス）の適用をしていきました．

その理由は，ホメオダイナミクスがあまりに思弁的であったためと思われます．その点，サイバネティクスのほうが，より具体的に人間の生理機能や人間の行動に対応するものをみつけやすかったのです．しかしロジャーズをあえて弁護するなら，一般システム理論においても，③自己組織化のシステム理論はまだ構想の段階にすぎず，確固たるものはできていません．ロジャーズの提唱が思弁的なものにとどまったとしても，それはある程度しかたないことであって，むしろその先駆性こそ讃えられるべきものでしょう．

またロジャーズ理論は，生物としての人間をとらえようとするあまり，

人間独自の性質の把握が手薄になっています．もちろん，ロジャーズは「人間を特徴づけているのは，抽象と表象，言語と思想，感情と情緒といった能力である」[1]として，その面にもふれています．しかしこの定義は，ホメオダイナミクスの原理には盛り込まれているとは思えません．ホメオダイナミクスの原理は，生物一般に適用可能な原理であって，人間の独自性を考慮した原理にまではなっていないように思われます．

4. 看護理論と看護診断

　さて壮大なロジャーズの理論でしたが，こうした壮大な一般的抽象的理論と，臨床の現場における理論との関係はどうなっているのでしょうか．ここで看護における理論というものについてすこし述べることにしましょう．

　一般の人たちには，看護というと「医者のお手伝い」というようなイメージが横行しています．医師たちさえも，看護師が知るべき知識は医学の知識を薄めたものと思い込んでいます．しかし，すでにナイチンゲールのところでみたように，実は看護は当初から医師とは違う観点から患者（病人）をとらえようとしてきました．簡単にいえば，医学は患者の疾患を治療（キュア）します．それに対して，看護は，患者を疾患を抱えた人間としてとらえ，そのうえでその患者が自ら環境の中で回復していくのを支援することをみずからの務めとしてきました．

　いま，ここに大腸がんの患者がいるとします．1人は元医師，1人は大工だったとしましょう．患者のみられがちな「知識不足」という事態は，元医師の患者にはみられないでしょう．しかし医学では，両者は疾患は共通しているから，ともに「大腸がんの患者」としてくくられます．ところでもう一方に別の胃がんの患者がいて，しかも自分の病いについて知識不足だとしましょう．するとこの2人は異なった疾患ではあるけ

れど，それを抱えた人間の問題点として共通なものをもっていることになります．看護ではそうした共通の問題をもつ病んだ人間を「知識不足」の患者としてくくり，そうしてその回復を支援しようとします．

　つまり，医学は疾患の共通性で患者をくくるのに対して，看護は「病んだ人間」として，その人が抱えている問題でもってして患者をくくるのです．このように，患者を病いをもつ人間としてとらえ，診断（くくっていこうと）することを「**看護診断**」と言います．

　さてこの「看護診断」には，医学以外の社会学や心理学などのさまざまな学問の理論が，かなり導入されています（この本では看護師にとって特に理解しづらいと思われる「自己概念」の理論，役割理論，コーピング理論などの解説を，「間奏曲」として，あるいは記述の途中に，織り込んであります）．

　では看護診断にふんだんに取り込まれている，さまざまな学問理論と，いわゆる「**看護理論**」との関係はどのようなものなのでしょうか．

　看護診断における理論というのは，いまここにいる患者という人間を理解し働きかけるために使われる理論です．それは即効性がありますが，「看護とは何か」という大問題には答えるものでありません．それは借りてきたカンナやドリルのようなものです．反対にこれまでみてきたような看護理論は「看護とは何か」という大問題に答え，病人に対して看護師がどのような立場に立ってどのように病人にかかわるかについては答えます．しかし看護理論もロジャーズのような壮大な理論になってくると，現場ではほとんど役に立ちません．それはドリルなど道具を使ってそもそも何をしようとしているのかについて語っているというべきでしょう．

　さて，借りてきた道具を道具箱にどのように整理するかという問題があります．その整理のためにいままでいろいろな整理法（分類法）が看護界では提唱されてきたようです．しかしそれはあくまでも道具の分類

の仕方であって,「看護の理論」というようなものではありません.また分類法が変わったからといって,用いられている理論そのものが変わってしまうわけではありません.例えば,役割理論の考え方は看護診断でそれがどこに分類されようと同じですし,いったん役割理論による患者のとらえ方を身につけてしまえば,どんな分類法の下でも大丈夫です.これはその他の看護診断に導入されている理論のどれにとっても同じです.

こうした「看護とは何か」というような大問題に答える壮大な理論と,臨床の現場でそのつど使う理論は同じ理論といっても,すこし別のものと言わざるを得ません.そこのところをロバート・マートン(1910～)という社会学者は,「**中範囲の理論**」といううまい言い方を使って説明しています.

マートンの先生,タルコット・パーソンズ(1902～1979)は,『社会体系論』(1951)という本の中で,社会行動,社会組織,社会変動など,社会のあらゆることを説明しようとする,きわめて一般的かつ抽象的な社会理論を提唱しました.しかしこの理論に対して,ライト・ミルズ(1916～1962)という社会学者が,壮大だが実際には役に立たない「**誇大理論**」(grand theory)であるとの批判をしました[2].そこでパーソンズの弟子であるマートンは,「誇大理論」でもない,でも現実を研究する時にそのつど浮かんでくる予想・理屈(作業仮設)でもない,その中間にある理論,「中範囲の理論」(middle-range theory)というものを提唱したのです.

この「中範囲の理論」は現実の経験的な研究を道案内するような,いわば実際の現場で役に立つような理論なのです.例えば,役割理論の見方や自己概念の理論を知っていると,現場のそれぞれの患者の振る舞いの意味が,まとまってみえてきます.そうした現場で役に立つ,しかも個々バラバラなケースのその場限りの話に終わらない,それをまとめて

いくような理論，それを「中範囲の理論」というわけです．

ところで看護界では，この「中範囲の理論」にあわせて，「大理論」(grand theory) と「小理論」(micro theory) の3つを列挙することがあるようです．しかし"grand theory"というのはもともとが悪口なのですから，あまり使わないほうがいいように思います．普通に，「**一般理論**」(general theory)〔マートンの用法に従うなら，「統一的理論」(unified theory)〕と言えばいいでしょう．多くの看護理論がこれに当たります．また「小理論」(micro theory) という言い方は，やめたほうがいいでしょう．「作業仮設」(working hypothesis：現場においてそのつど浮かんでくるがまだ本当かどうかわからない細々した理論的予想) という言葉を使うのが普通だと思います．

● 参考文献

ロジャーズ理論はもちろん，
（1）樋口康子・中西睦子訳：ロジャーズ看護論，医学書院，1979.
「中範囲の理論」については，
（2）ロバート・マートン著，森東吾・森好夫・金沢実・中島竜太郎訳：社会理論と社会構造，みすず書房，1961.
を，（価格が高いので）図書館でみてみてください．アメリカの社会学ってどんなものかを知りたかったらこの一冊，というような本です．

● 注・引用文献

1) 文献(1) の p.92.
2) ライト・ミルズ著，鈴木広訳：社会学的想像力，第2章，紀伊國屋書店，1995.

間奏曲Ⅱ
セルフ・コンセプト（自己概念）

　かわいそうに，あひるの子は，みんなに追いかけられました．兄さんや姉さんたちさえ，いじわるして，いつも，「おまえみたいにみっともないやつは，ねこにでもつかまってしまえばいいんだ！」というのでした。そしてお母さんも，「いっそ，どこか遠いところに行ってくれたらねえ！」と，いうようになりました．‥‥　とうとう，あひるの子は逃げ出して，生垣をとび越えました．やぶの中にいた小鳥たちが，びっくりしてぱっと舞いあがりました（これも，ぼくが，みにくいからなんだ）と，あひるの子は考えて．目をつぶりました．‥‥‥‥‥ところが澄みきった水のおもてに，いったい．なにが映って見えたでしょう．それは，自分自身のすがたでした．けれども，それはもう，あのぶかっこうな灰色の．みんなにいやがられた．みにくいあひるの子ではなくて，一羽の立派な白鳥でした．‥‥いちばん小さな子が，　大声でいいました．「あそこに新しい白鳥がいるよ！」‥‥‥人びとは，「新しい白鳥がいちばんきれいだ！若くて，美しいこと！」と言いました．年上の白鳥たちは，新しい白鳥の前に頭をさげました．若い白鳥は，すっかり恥ずかしくなって，どうしてよいのかわからないで，頭を翼の下にかくしました．‥‥若い白鳥は，羽をさあっとなびかせて，すんなりとして首をあげました．そして，心からよろこびの声をあげました．「ぼくが，みにくいあひるの子だったときには，このような多くの幸福は夢にもおもわなかった！」　（アンデルセン作『みにくいあひるの子』，大畑末吉訳）

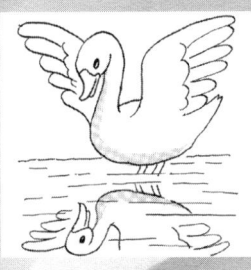

1.「自己概念」とは

　ここでは，看護診断で使われている「自己概念」（セルフ・コンセプト self concept）という考え方について説明することにしましょう．
　「概念」（concept）というと，かたく聞こえてしまいますが，要するに「考え，アイディア」のことです．よくカタカナ業界の人たちが，「この会はどういうコンセプトでやってるの？」などと意味不明のことを言いますが，これは「この会はどういう考えや，アイディアにもとづいて行っているのですか？」という意味です．
　ですから「**自己概念**」とは「自分についての概念（考え）」，つまり「自分自身に対していだいている考え，イメージ」のことを言います．

2.「みにくいあひるの子」の自己概念

　「自己概念」の考え方を理解するのに一番よい例は，おそらく初めに引用したアンデルセンの童話「みにくいあひるの子」でしょう．
　あひるの母親のもとに生まれた主人公は，実は卵の時におそらくあやまって紛れ込んでしまった白鳥の子なのですが，兄弟や母親と思っているあひるたちから「みにくい」と言われたために，この白鳥の子は「ぼくはみにくいあひるの子だ」と思い込んでしまいます（つまりこの主人公の自己概念は「みにくいあひるの子」というイメージだったわけです）．
　みんなからいじめられたため，主人公は外の世界へと飛び出し，さまざまな試練を経験します．そして最後に死を覚悟して，美しい白鳥たちに近づきます．しかし，その時水面に映った主人公のすがたは「みにくいあひるの子」ではなく，「美しい若き白鳥」だったのです．それまで，「自分はみにくいあひるの子だ」と思っていた主人公は，いつも自信があり

ませんでした．しかし，いまや「自分は白鳥だ」と知った主人公は，ひどくのびやかな幸せな気持ちになるのでした．

3. 自己概念の特徴

さて，この「みにくいあひるの子」のお話から「自己概念」についてどんなことがわかるでしょうか．

1) まず最初にわかることは，自分が自分に対してもっている自己像（セルフイメージ），すなわち「自己概念」というものは，必ずしも実際の自分のすがたと一致しているわけではない，ということです．

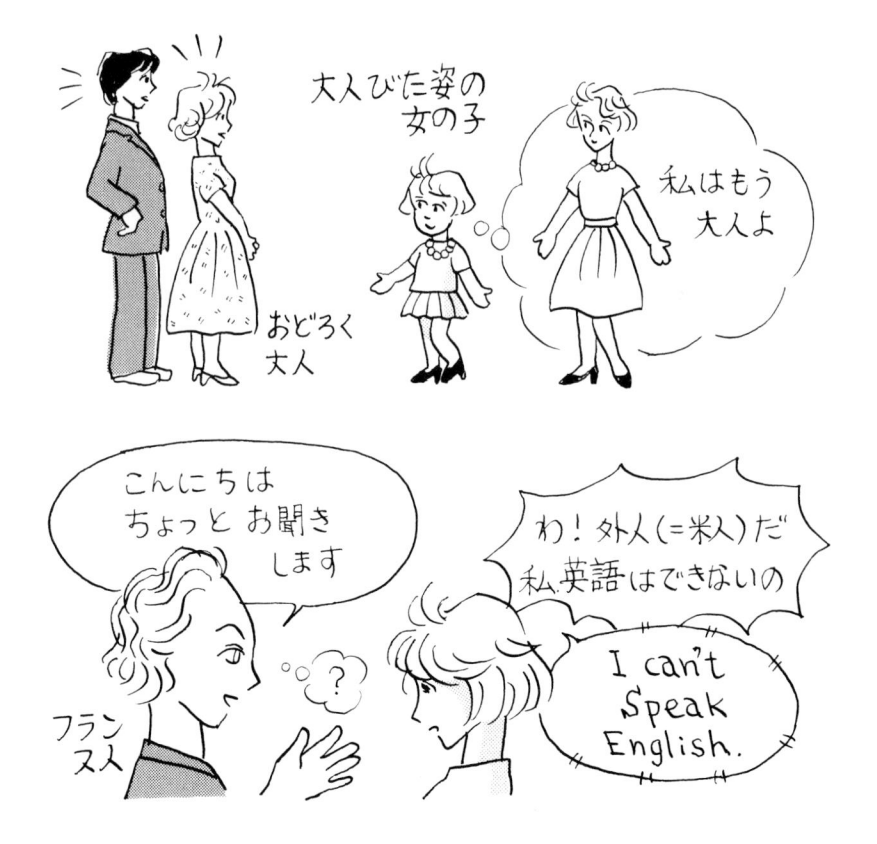

例えば，街を歩くと20代なのに子どもっぽい格好をした女の人や，やたら背伸びをして大人っぽい格好をした10代の女の子をよく見かけます．彼女たちのイメージしている自分の像（自己概念）と，私たちの目に映る彼女たちのすがた（現実のすがた）とが一致していないのです[1]．

2) 次にわかることは，**人は自己イメージ（自己概念）に基づいて行動する**，ということです．「みにくいあひるの子」の主人公も，自分が「みにくいあひるの子」だと思っているからこそ，卑屈になり，生まれた農家を飛び出してしまいます．

例えば，多くの日本人は「私は英語ができない」という自分についてのイメージ（自己概念）をもっているため，外国人に話しかけられたりすると，「I can not speak English.」と英語（！）で答えて逃げたりします．

3) さらにわかる重要なことは，**自己概念は，親しい人たち，大切な人たち**（これを「重要な他者」と呼びます）**の反応によって形づくられる**，ということです．「みにくいあひるの子」の主人公は，母親や兄弟という彼にとってかけがえのない人たち（重要な他者）から，「みにくい」，「みにくい」と言われたために，「自分はみにくい」と思い込んでしまったの

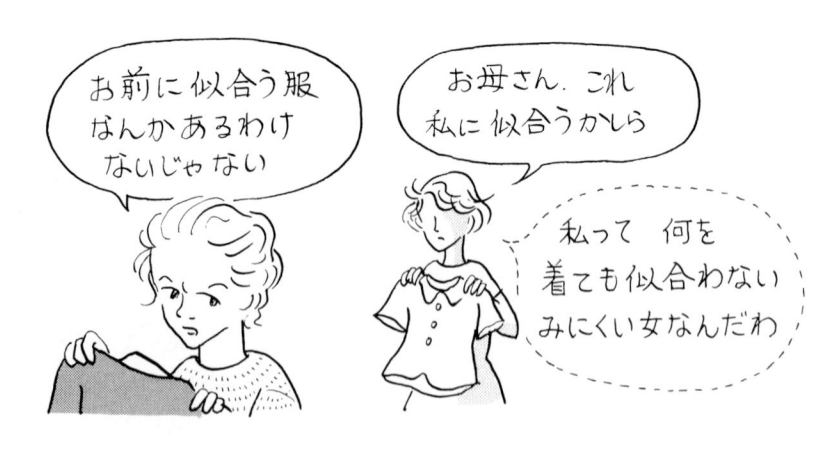

です．

　例えば，乳がんによる乳房切除手術を受けた女性に対して，彼女の夫や恋人が手術後冷たい態度をとったりすると，その女性は「自分はもはや女ではない」という自己概念をもって，ひどく落ち込んでしまいます．

　4)「みにくいあひるの子」の主人公は，このみじめな自己概念に苦しみます．しかし「自分は美しい白鳥だ」という自己概念を得ることで，自信に満ち，幸福になります．このように，否定的な自己概念は，その当事者を苦しめます．**誰でも，できれば肯定的な自己概念をもち，できれば自分を高く評価したいと思っています**．自分を評価できるようになると，人は幸福で前向きな気持ちをもつことができます．たとえそれができなくても，少なくとも自分というものの否定的な面だけでなく，肯定的な面を見いだし，みずから受け入れることができるような自己概念をもとうとします．

　自意識過剰な思春期を過ぎて大人になるというのは，多くの場合，否定的な自己概念を肯定的なものにして受容していくことだといえるでしょう．思春期には，親譲りの美しくもない造作の自分の容姿に嫌悪した若者も，大人になると，「きれいではないけれども，それほど悪くも

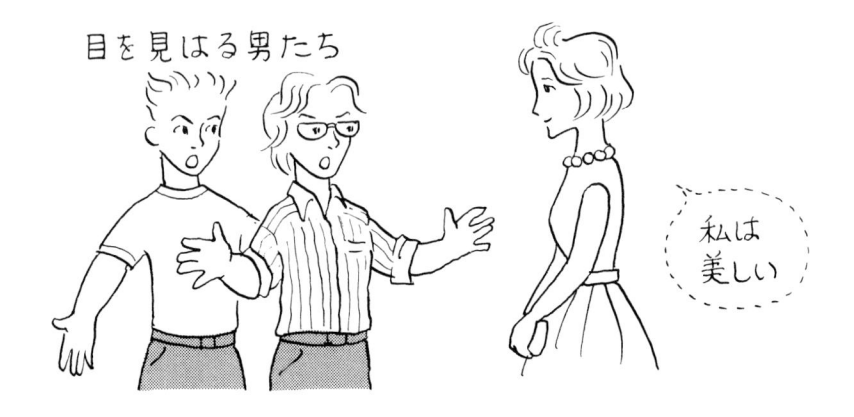

ないじゃないか」とか「それなりに愛嬌のある顔じゃないか」とか「結構，かっこいいじゃないか」とか，よい点を見つけながら，「これが自分の顔だ」とややあきらめつつも，受け入れていくものです．

　肯定的な自己概念をもてなくなると，人はひどく落ち込んだり，そうした否定的な自己概念をもたらす外界から引きこもって自分を守ろうとします．その残酷な例として，国際的美術史家の若桑みどりさんの書いたエッセイから引用しておきましょう（この引用の中で「アイデンティティ」と言っているのは，「（安定した持続的な）自己概念」のことです）．

　　美人というものは，生まれながらある種の特権階級である．そのために私のような者には想像もつかないくらい容貌に頼って生きている．私の母は大変な美人で，それが彼女のアイデンティティだった．彼女が40歳を過ぎた頃，鏡の中には，もう彼女が見なれていたようなものを見ることはできなかった．何らかの精神的理由もあって，彼女は急速に醜くなっていった．私はあるとき彼女が鏡という鏡を割ってしまったのを見た．肉体の美しさというものは本当にはかないものだ．40歳から90歳まで，母はただの醜い，意地悪な老婆となって生きた[2]．

4. 自己概念のいろいろ

　ところで，ここに「私は……です」という文があって，「……」の部分を埋めてくださいと言われたら，あなたはどんな言葉を「……」に入れますか．

　もしあなたが「私は，少々太りぎみの元気な看護師で，明るい，曲がったことがきらいな女です」と答えたとします．すると，これがあなたが自分に対してもっているイメージ（自己概念）です（これはあくまでも仮

定です．気を悪くしないでください）．

　しかしよくみると，このイメージにはさまざまな種類の内容が含まれています．実は自己概念にはいろいろな種類があるのです．

　1）まず第一に，あなたは自分のことを「少々太りぎみ」と答えました（あくまでも仮の話です．あくまでも！）．

　これは，体つきについてのことです．つまりこれは，あなたの体についてのイメージ，「ボディ・イメージ」です．「ボディ・イメージ」は，体の外面的形態だけではありません．あなたは自分のことを「元気」であるとみなしています．この「元気」というのは，体の機能が活発なことを意味します．これも「ボディ・イメージ」に含まれます．つまり「ボディ・イメージ」には，**体の形態と体の機能**が含まれるわけです．

　例えば，人工肛門をつけた患者はもちろん，自分の体に対してもっていたイメージが，これまでと大きく変わってしまいます．外見的にも以前とは異なりますし，排泄の機能のあり方もこれまでとは変わってしまったわけですから．

　ボディ・イメージの変化は，こうした外見上の変化を伴う事例だけにみられるわけではありません．いままでなら楽に飛び越せた水たまりが飛び越せなかったり，以前なら何でもなかった階段の登り降りが苦になってきた，手が肩より上に挙げづらくなったなど，こうした体の機能低下も，ボディ・イメージの変化と言えます．

　2）次にあなたは，自分を「看護師」だとしました．この自己概念は，あなたの自己の社会的な側面，つまり社会的な自己を表しています．この場合，あなたは病院などで看護師という役割を演じているわけです．

　ところで，もしあなた自身が病気になり，入院したらどうでしょう．あなたはいまや「患者」です．患者であるあなたは，痛かったりしたら正直に看護師や医師に訴えるべきです．しかし「自分は看護師である」という自己概念を引きずっているあなたは，過度に我慢してしまったり

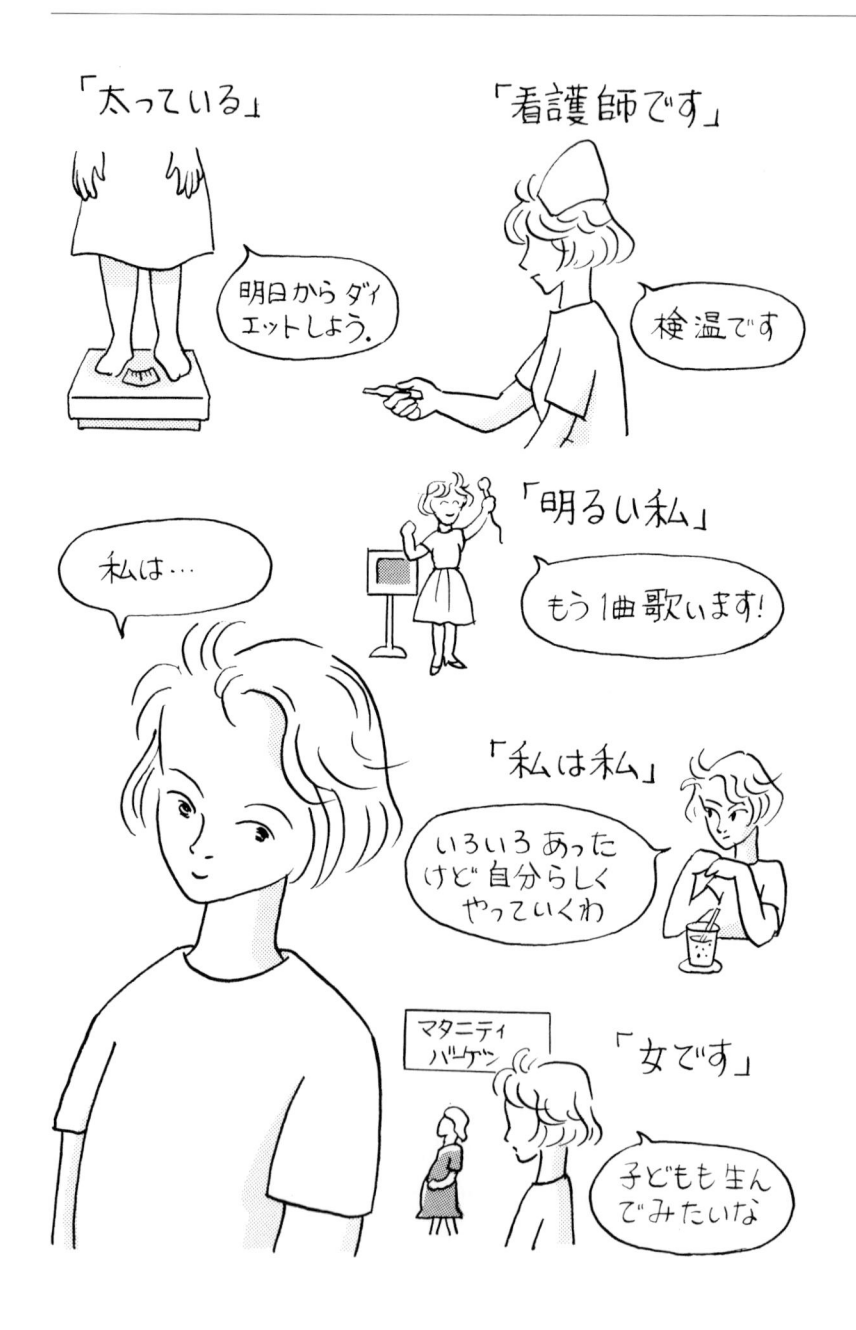

96　間奏曲Ⅱ　セルフ・コンセプト

4. 自己概念のいろいろ

するかもしれません．

　また中小企業のワンマン社長は，入院しても「自分は社長だ」という意識がぬけず，患者という役割を素直に果たすことができず，医療スタッフを困らせたりします．

　3）次に自己概念には，自分の内面についての，**内面的自己概念**があります．「明るい」という**性格についての自己概念**もありますし，「曲がったことがきらい」というのは，**道徳的な自己概念**でしょう．

　4）次にあなたは「自分は女だ」と思っています．「思っているだけではない，事実そうなのだ」とあなたは言うかもしれません．まあ待ってください．あなたが「自分は女だ」と思うのはなぜですか．あなたはこれまでオリンピックの選手のように，セックス・チェックを受けたことがありますか．あるいは遺伝子を調べたことがありますか．あなたが「女である」という時の「女」というのは，どういう意味ですか．「妊娠できること」ですか．不妊症の女の人もいます．不妊症だと「女」ではないのですか．生理があることですか．生理が止まったら「女」ではないのですか．

　世の中には，まれにXXYの遺伝子をもつ人たちがいます．こうした人たちは，遺伝子的にはオスでもメスでもありません．しかし，多くは「自分は女だ」と思っています．

　もちろん，一般的には生物学的なオス・メスの違いは，文化的な男・女の区分と重なることが普通です．しかし，必ずしも同じというわけではありません．

　また，あなたが「自分は女だ」という時に，それは「生物学的にメスである」という意味でしょうか．おそらくあなたは，もっと「女」という言葉に思い入れをしているに違いありません．「男」にとってもそれは同様です．ドラマの男の主人公が「おれは男だ」と叫ぶ時，だれも「そんな当たり前のこと言うな」とは言いません．文化的な「男」に付随する，「勇

敢で潔い」などのイメージにふさわしく生きてやる,という主人公の宣言であることは明白だからです.

　生物学的な性別のことを「**セックス**」(sex)と言います.それに対して,文化的な性別のことを「**ジェンダー**」(gender)と言います.「私は女よ」,「おれは男だ」というような自己についての持続的で確固たるイメージのことを「**ジェンダー・アイデンティティ**」(gender identity)と呼びます.

　5) このへんで,「アイデンティティ」(自己同一性)について説明しておくべきでしょう.「**アイデンティティ**」(identity)は,エリクソンという精神分析家が提唱した言葉です.「何者にもかえがたい自分についてのイメージ」を意味します.つまり,他とは異なる確固たる自分のイメージを意味します.他人とは異なる自分というもののイメージは,普通,思春期を経て確立されます.「アイデンティティ」は「自己概念」の一種,つまり「他人との差を意識した自分のイメージ」としてひとまず理解しておけばよいでしょう.

　性的自己像であるジェンダー・アイデンティティだけでなく,人は「私は私だ」という,誰でもない自分であることの確信(アイデンティティ)をもっています.ですから**自己概念には**,ジェンダー・アイデンティティだけでなく,アイデンティティそのものも含まれています.

5. 病気による自己概念の変調とそれへの対応

　病気になると,多くの場合それは体への生理的影響を及ぼすだけでなく,病気をもつ人間の自己概念に変調をもたらします.

　1) まず患者のボディ・イメージの変化があります.病気のために患者はこれまでできたことができなくなったり,治療や手術のために体の一部が損傷したりします.その結果,患者の体のイメージが傷つけられたり壊れたりします.

患者はこうした変化から目をそらし，受け入れまいとしがちです．看護者は患者の気持ちを理解した上で，これらの変化を肯定的なものとして受容できるよう，肯定的な反応を患者に送り返さなくてはなりません．

2) 病気により，患者はいままで果たしていた**社会的な役割を果たせなくなります**．モーレツ社員は，ベッドの上でも会社のことが頭をはなれません．看護側は，いまこの患者が果たさなくてはならない，患者としての役割のあり方を学習させる必要があります．

3) 体の障害の結果，ボディ・イメージだけでなく，自分自身の性的なアイデンティティ（ジェンダー・アイデンティティ）も揺らいできます．糖尿病などにより，性的機能が低下して，男性としての自信を失ったり，乳房切除によって「自分はもう女ではないのだ」と悲観してしまったりします．

看護者は，患者の性的なパートナーも巻き込んで，新たな事態に対する肯定的な反応を送り返してやる必要があります．

病気によって，性的（ジェンダー）アイデンティティばかりでなく，「私は私だ」，「自分は自分だ」という気持ち（アイデンティティ）そのものも揺らいでくることがあります．例えば，これまでエネルギッシュに物事に取り組んできた人間は，病気によって痛めつけられ，弱った自分をいままでの「自分」と同じものとはみなせなくなってしまうでしょう．例えば怪我のためにピアノが弾けなくなったピアニストは，そうした自分を本来の自分とは認めたくないでしょう．

看護者は，こうした**アイデンティティの変調**に苦しむ患者を，新たなアイデンティティの獲得へと励ましつつ，送り出してやらねばなりません．

4) 病気によってこれまでの自尊心（**自己尊重**）を支えてきたものが崩れることで，患者は自信を失いがちになります．

看護者は患者をりっぱな人間として受け入れ，接することで，患者の

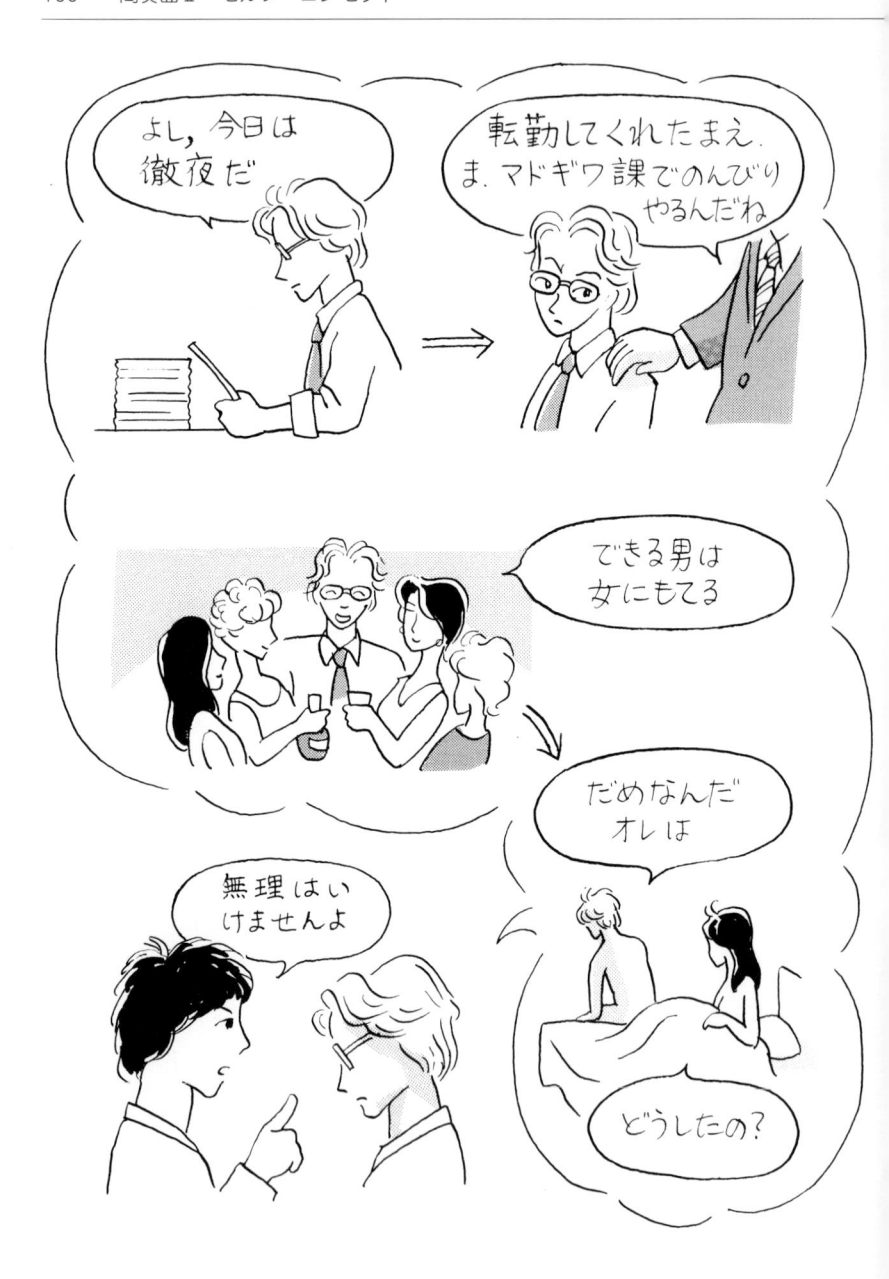

100　間奏曲Ⅱ　セルフ・コンセプト

自尊心を取り戻させるよう努力すべきです．

すでに述べたように，自己概念は親しい人たちの反応によって形作られます．人は他人の対応の中に自分のすがたを見ているのです．つまり，**他人は自分を映しだす鏡**なのです．嫌悪されたり目をそむけられたりすると，自分はそれほどまでに醜いおぞましい者なのかと思ってしまいます．患者にとって，きわめて重要な存在である看護師であるあなたは，患者の美しいすがた，肯定的なすがたを映し出してやらねばならないのです．

6．ある患者の例：もと外科教授の患者

最後に，看護学生の報告したある症例を紹介しつつ，それを「自己概念」という考え方から考察してみることにしましょう．

患者は高齢の男性．脳内血腫のために，頭痛・めまいがあり，脳血管性痴呆の症状あり．日常生活動作（ADL）の自立と拡大のために，リハビリテーションを始めました．しかし，リハビリを嫌がり，リハビリ運動の最中に，看護学生の「どんなスポーツを昔やっていたのですか」という質問に急に怒りだし，リハビリを拒否するようになってしまいました．

実は患者は，もと大学病院の外科の教授をしていました．こう聞いただけで，おそらく皆さんには，患者がかつてどのような人であったか想像ができるでしょう．元来「おれが手術で治してやる」という意識の強い外科医です．しかも医学部の教授です．かなり攻撃的で自尊心が強い人間像が浮かんできます．しかし憶測は禁物です．

では患者は，なぜリハビリを嫌い，学生の何気ない一言に怒ったのでしょうか．

実はこのリハビリは，はじめ記憶力テストのような「試されている」感じのものが主でした．患者はこのテストを嫌っていました．なぜでしょう．おそらく患者には，以前医学部外科教授であった頃の，記憶力に優れていた自分の姿がイメージ（自己概念）として頭の中にあるに違いありません．それに対して，患者の能力を疑い試すようなテストが行われます．自分の誇り高いイメージに固執する患者にとって，これは耐え難いことです．もちろんこの背後には，記憶力の衰えた自分を，テストによってつきつけられるかもしれない，という恐れがあります．
　さらに，看護学生の「昔はどんなスポーツをしていたか」という質問は，患者に過去の運動能力と現在の運動能力との比較をさせることになりました．患者は，いかに自分が運動能力において衰えたかをその言葉によって思わざるをえなくなります．患者は，心身ともに活発だった頃の自分のイメージ（自己概念）に固執しており，それから大きく隔たった現在の自分のすがたを見たくないのです．そのため，患者はかんしゃくを起こしてリハビリ室を出て行ってしまったのです．
　しかし，その後患者は看護学生らの一生懸命な働きかけもあって，再びリハビリ室に向かいました．その際，手すりを使って危なげなく歩行する患者を，学生はほめています．このことは，患者の心を少し開かせました．肯定的な相手の自己像を送り返してやることになったからです．患者はリハビリの運動をしながら，学生に次のように言いました．
　「専門家として言わせてもらうとね，こんな運動ははっきり言ってあまり意味がないのだよ．50代，60代ならまだしも，80歳にもなってこんな運動をしたところで筋力がアップするとは思えませんね．でも，まあ私は患者ですからね．先生とは古くからの付き合いでもあるし，渋々やっているというところですな」．
　この言葉から，患者がまだ「自分は専門家（医師）である」というプライドに満ちた自己概念をもっており，「患者」という役割を演じなくて

はいけないと思いつつも，その役割に対して距離をとっていることがわかります．

そこで，この看護学生は患者の専門家としての発言を尊重し，作業療法士と相談して，リハビリでは試されている感じのものをやめ，少しずつステップアップするような内容に変え，やる気とスキンシップを大切にするように努めました．

こうした努力によって，患者はリハビリに毎日やってきて，その結果，筋力もアップして活動範囲も広がるようになりました．

筋力がアップしたことからもわかるように，患者の「専門家」としての意見は，いささかあやしいものだったと言えるでしょう．しかし看護学生が，あくまでも患者の「私は専門家である」という自己概念を尊重し，それをリハビリの内容に反映させたことが決定的でした．そのおかげで，患者は専門家としてのプライド（自己尊重）をもちつつ，積極的にリハビリに励む患者としての自己像を受け入れることができたのです．つまり，看護側の努力によりこの患者は，「医師としての専門知識を治療とリハビリに生かしつつ，みずから回復に積極的に向かう患者」という自己概念を得ることができたのです．

7. おわりに

いかがだったでしょうか．「自己概念」の理論は知識ではありません．それをとおして患者をみてみると，いままでとは違ったふうに患者がみえてくる，そうしたものの見方です．多くの看護師が，医師と同じように患者をみることを強いられています．しかし，看護には看護独自の患者のとらえ方があるはずです．「自己概念」の考え方は，そうしたとらえ方に寄与する重要な考え方の1つなのです．

●参考文献

　現在，北米の看護の世界では「自己概念」の理論はすでに常識となっているようです．みなさんも，「自己概念」を軸のひとつにすえた

(1) 松木光子監訳：ロイ適応看護論モデル序説（原著第2版），HBJ出版局，1993．邦訳第2版，へるす出版，1995．

(2) 石川稔生・ほか監訳：クリニカルナーシング1　看護診断—診断分類の理論的背景と診断名一覧，医学書院，1991．

の「自己概念」の項などを参考にして，さらに勉強をしてみてください．私のこのつたない解説が，そのきっかけになるなら，こんなうれしいことはありません．

●注・引用文献

　1) ここで起こりうるであろう誤解について，ひと言述べておかなくてはなりません．ここで便宜的に「現実のすがたと一致しない自己概念」について説明しました．では，自己概念が現実のすがたと一致すれば，問題は解決するのでしょうか．というより，自己概念が現実の自分と完全に一致することはあるのでしょうか．

　ここに「自分は太っている」という自己概念をもっている人がいるとしましょう．「太っている」というのは，どういうことでしょう．体重が重いということでしょうか．何と比較してでしょうか．あるいは体が太いということでしょうか，体のどこが太いのでしょうか．

　もし正確な自己概念を求めるなら，「平均体重より重く下半身が太い」というような自己概念をもつ必要があるでしょう．それでも正確に「太っている」の実態を言い尽くしたことにはなりません．さらに細かく「太っている」の内容をいう必要があります．しかし，どこまでいっても自己概念は，決して現実の自分のすがたを説明しつくすことはないでしょう．

　つまり，自己概念とは，いわば「地図」のようなものなのです．地図はどんなに正確にしても，現実の地形つまり「現地」のすべてを表すものにはなりません．結局，私たちの自己概念は，現実の自分のいくつかの特徴を，自分の関心にしたがって，抜き出したものにすぎないのです．

　異性に関心がある時は，「足が短い」とか「胸がない」とかいう自己概念がつくられがちでしょうし，仕事に関心が向かっている時には，「計算が遅い」とか「人の名前を忘れやすい」とかいう自己概念がつくられることになるでしょう．

　ですから，自己概念をめぐる看護のあり方で重要なのは，患者に現実のすがたをつきつけることでなく，現実のすがたのどこに患者が関心をもってい

るかを知り，その関心のありようを前向きなものへと変えていくことだとも言えるのです．
  2) 若桑みどり：顔について— A Face,『レット・イット・ビー』所収, p. 33, 主婦の友社, 1988.

付記) 看護研究の内容を使わせていただいた大當法子さんに感謝の意を表します．

IV. 臨床心理学と看護理論

　ここでは，看護に影響を与えた心理学，すなわち精神分析や実存分析などから，ペプロウやトラベルビーの看護理論を説明します．

　第8章では，いわゆる「理論（実験）心理学」がなぜ看護では使われないのか，その理由を知るために，これまでの「理論心理学」をざっと概観します．

　第9章では，臨床心理学でもっとも影響力のあった精神分析からカウンセリングに至る理論の流れを追います．

　第10章では，サリヴァンの精神医学の影響を受けたペプロウ看護理論の基本発想を説明します．

　第11章では，現象学という哲学が実存主義的な心理学へと変化していく過程を追います．

　第12章では，実存主義の枠組みでトラベルビーの看護理論を整理しなおします．

第8章

心理学と看護理論

　これまで，主にセルフケア理論とシステム理論の看護理論をみてきました．これらの理論は，すべからく人間（患者）とはどんな存在かを考えることを中心としてきました．そのうえで，人間がその自律性を維持できなくなった時に手助けするのが看護とされてきました．

　確かに，こうしたアプローチは豊かな成果を生み出してきました．しかし反面，看護活動それ自体が，考察の中心となっていないうらみがあります．

　それに対して，ペプロウやトラベルビーおよび最近のベナーの看護理論は，看護活動をまさに考察の正面にすえています．そしてその考察がひるがえって，人間というものの理解を深める結果となっています．

　ところで，ペプロウもトラベルビーもベナーも，患者の心理面をとりわけ重視するアプローチといえます．患者の心理を解明するにあたって，ペプロウは精神分析，トラベルビーは実存分析，ベナーは現象学を用いています．

　でも，ここで皆さんは「患者の心理を探るなら，なぜ心理学を使わないの？」と疑問に思うかもしれません．なぜ大学で研究されている，いわゆる「理論（実験）心理学」という学問を，ペプロウたちは使わなかったのか，あるいは使えなかったのか．

その理由は，実は心理学のあり方にあります．そこで大学で研究されている理論（実験）心理学がどのようなものなのか，少し触れてみることにしましょう．

1. 理論心理学と臨床心理学

　医学において，自然科学としての生物医学の理論と，治療の現場としての臨床があるように，心理学においても，自然科学を志向する理論（実験）心理学と，心理的問題をかかえる具体的な人間を相手にする，臨床心理学とがあります．

　医学では，臨床はあくまでも医学理論の適用とみなされ，両者が分離することは，原則としてはあってはならないことになっています．しかし心理学においては，実験に基づく理論心理学（心理学の主流）と臨床心理学とは，ほとんど別の心理学と言ってよいほどかけ離れています．それは，理論心理学が主に自然科学を手本とし，そこから影響を受けているのに対して，臨床心理学があくまでも現実の臨床の現場での有効性を追求し，哲学や精神医学からの影響を強く受けているからです（図8-1「心理学の学問的関係図」）．

　なぜ，臨床心理学は実験的な理論心理学の影響をあまり受けず，むしろ他の学問からの影響を受けているのでしょうか．その理由を知るために，まず理論心理学の流れをみてみることにしましょう．

2. 理論（実験）心理学の流れ

　理論心理学は，おおよそ
　① 内観心理学
　② 行動主義心理学

110　Ⅳ．臨床心理学と看護理論

哲学

ディルタイ (1833-1911) 解釈学

ブレンターノ (1838-1917) 記述心理学

フッサール (1859-1938) 現象学

ハイデッガー (1889-1979) 実存主義

ヤスパース (1883-1969) 了解的精神病理学 実存主義

フランクル (1905-97) 実存分析

ロロ・メイ (1909-94) 実存心理学

メルロ=ポンティ (1908-61) 身体の現象学

インド宗教哲学

ドレイファス 反人工知能論

臨床心理学

フロイト (1856-1939) 精神分析

ビンスワンガー (1881-1966) 現存在分析

ユング (1875-1961) 分析心理学

新フロイト主義 サリヴァン (1892-1949) 人間関係論

ロジャーズ (1902-87) クライエント中心療法

行動療法

トランス・パーソナル心理学

理論心理学

ヴント (1832-1920) 内観心理学

行動主義 ワトソン (1878-1958)

スキナー (1904-90)

マズロー (1908-70) 人間性心理学

認知心理学

情報処理モデル

状況主義モデル

自然科学

ヘルムホルツ (1921-94)

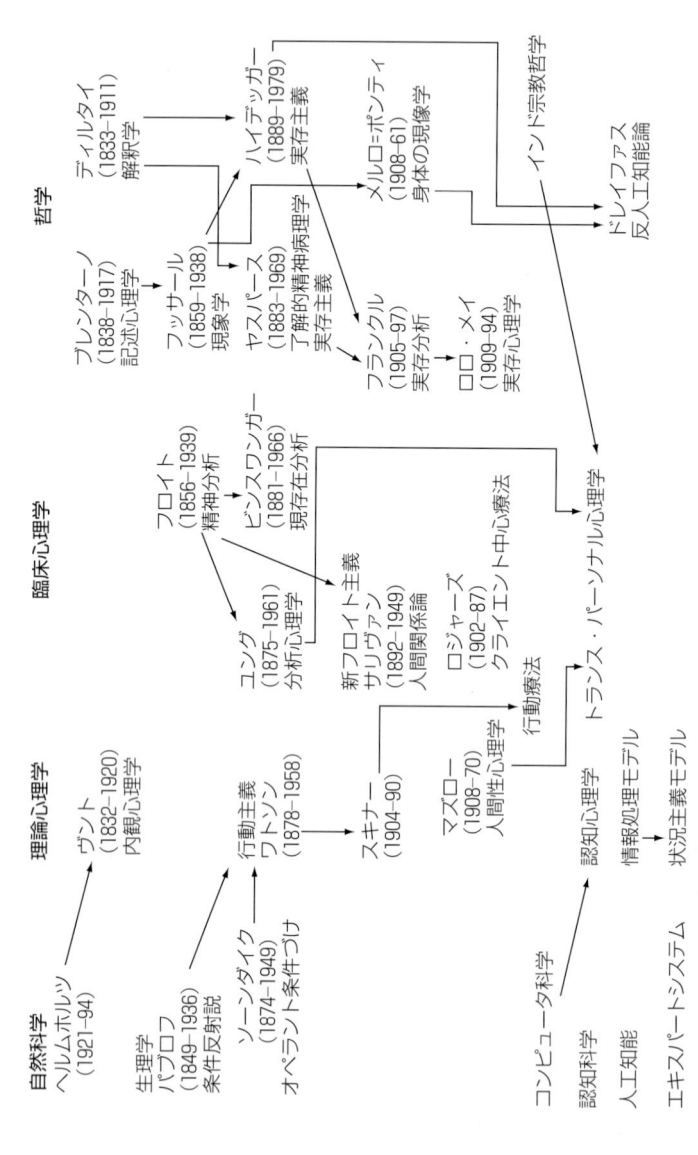

生理学 パブロフ (1849-1936) 条件反射説

ソーンダイク (1874-1949) オペラント条件づけ

コンピュータ科学

認知科学

人工知能

エキスパートシステム

図 8-1　心理学の学問的関係図

③ 認知心理学

の3つの段階を経ています．こういうと，② 行動主義心理学は ① 内観心理学の展開であり，③ 認知心理学は ② 行動主義心理学の展開であるかのように聞こえるかもしれません．しかし実際は違います．

実はそれぞれの心理学は，まったく別の自然科学の学派の影響のもとにつくられたものです．自動車にたとえれば，3回のモデルチェンジがなされ，しかもそのモデルチェンジは，すべて他社の自動車をまねしてなされたようなもの，と言えばわかりやすいでしょうか（学問の進化にはこうしたことがしばしばあります）．

1) 内観心理学

ドイツのW.M. ヴントは1879年，世界で初めてライプチヒ大学に「心理学実験室」を開きました．それ以前にヴントは，ヘルムホルツという生理学者のもとで学んでいました．ヴントの方法は，「内観（内省）」(introspection) と呼ばれるもので，研究者が自分で自分の意識体験を観察するというものでした．

例えば，被験者は1つの単語を聞かされて，それから連想する単語を言います．反応時間は計測され，さらに連想する言葉を言うまでに，頭に浮かんだことを正確に報告するのです．こうして，意識を構成する要素がどのようなつながりをもっているのかを調べようとしました．

2) 行動主義心理学

しかし，ヴントの方法はアメリカでは科学的客観性に乏しいということで，受け入れられませんでした．アメリカの心理学に影響を与えたのは，ソ連の生理学者パブロフの「条件反射説」でした．

パブロフは，有名な犬の実験で，エサを与える時にベルを鳴らすことを繰り返すと，エサを与えなくともベルが鳴るだけで犬が唾液を出すよ

うになることをつきとめました．エサをもらうと唾液を出すのは，犬の無条件の反射反応です．これに対して，ベルを鳴らすと唾液を出すのは，何度も繰り返された結果，条件づけられた反射反応（条件反射）であるというわけです．

　J.B.ワトソンは，このパブロフの考え方を人間にも適用しようと考えました．エサという刺激（stimulus，略してS）に対して，唾液を出すという反応（reaction，略してR）があり，この刺激と反応の関係（S-R）は本能的なものです．それに対して，ベルの音という刺激（S）に対して唾液を出す（R）という刺激と反応の関係（S-R）は，何度もエサとベルをいっしょにするという条件のもとで学習されたものです．ワトソンは人間がさまざまな行動を学んでいくのも，結局この条件反射なのではないかと考えたわけです．

　親が死ねば，悲しくなって泣きます．しかし行動主義によれば，違います．悲しいから泣くのではなく，泣くから悲しいとされるのです．つまり親の死という刺激に対して，泣くという反応が学習されているから泣くのだというのです．本当に悲しいのかどうかは，主観の問題で，研究者にはわからない．研究者にとって大切なのは，親の死という刺激と泣くという反応が結びついているという事実だけなのです．

　つまり行動主義の心理学では，人間はいわば自動販売機のようなものなのです．自動販売機では，お金を入れればジュースが出てきます．お金という刺激（S）に対して，ジュースという反応（R）があるのです．ここに，一定の刺激と反応の関係（S-R）があります．人間にも，肉親の死（刺激）と泣くこと（反応）という一定の関係がみられます．心理学はこうした人間にみられる，刺激と反応の関係をできるだけ調べあげることを目標にします．こうして，「悲しい」とか「うれしい」とかいう，「主観的で非科学的な」ものに頼らない，「客観的で科学的な」心理学が生まれるというわけです．

ここでみなさんは不思議な気持ちにおそわれるでしょう．「心理学」という名前にもかかわらず，行動主義の心理学は，人間の心理というものを，刺激と反応の関連（S-R）へと解消してしまったのです．

そこで，人間の心理や意識の中をもう少し考察すべきだという批判が当然あがりました．そうした批判的潮流の中で，理論心理学において1970年代ごろから主流となりつつあるのが，「認知心理学」です．

3）認知心理学

先ほど自動販売機を例にして，行動主義の心理学は，自動販売機のお金の投入（入力）とジュースが出てくること（出力）との関係だけに注目している科学だと言いました．このたとえで言えば，「認知心理学」とは，自動販売機の中身はどうなっているかを調べる科学です．

いや，実は「たとえ」というのは不正確です．むしろ「認知心理学」とは，自動販売機にお金を識別させジュースを出させるようにする，まさにそうした研究から生まれてきたのです．

順を追って述べてみましょう．

コンピュータの発達で，機械は手順を記憶し自動的に動く装置へと進化してきました．自動販売機の場合なら，お金が入ってきたら，それを識別して一定の金額になったらジュースを出すように記憶させることができるようになります．その際，お金の識別はどうするのでしょう．まず大きさを調べます．次に厚さをみます．次に重さを調べます．そうして10円，50円，100円硬貨のどれにあたるか分類させ，その金額の合計を出させます．一定金額を超えたらジュースを出し，差額をつり銭にして出します（本当はもっと複雑な手順でしょうが，このくらいにしておきます）．自動販売機には，この手順を覚えさせなくてはなりません．

この手順を覚え，計算し，お金を処理する実質的な本体は，自動販売機に内蔵されたコンピュータです．コンピュータは，入ってきたお金に

ついての情報を計算・処理して，ジュースとつり銭を出すように機械に命令するわけです．

このように，機械にものを考えることを教え込むコンピュータ科学，さらにはそこから展開した科学のことを「認知科学」と呼びます．ここでいう「認知」とは，ものを考える働き全般のことをさします．「認知心理学」とは「認知科学」の一部門です．「認知心理学」のミソは，こうした機械に覚え込ませた認知の働きと手順が，実は人間においても起きているのではないのかと，逆に類推することにあります（あくまでも類推です）．

例えばキヨスクのおばさんは，客が出した硬貨の模様を見，手の平にのせて重さと厚さを感じて識別し，合計金額を計算し，差額を出して，缶ジュースとおつりを差し出します．この時，キヨスクのおばさんの頭の中で行われている働き（認知）は，自動販売機のコンピュータの働きと基本的に変わりがない，そうみなすわけです．

考える（認知する）機械のことを「**人工知能**」（AI）と言います．もちろん，工学的には人間と同じことをしていようとしていなかろうと，結果（出力）さえ人間と同じならばかまいません．しかし「認知心理学」では，人工知能は人間と同じように考えることができる，つまりコンピュータの中で起きていることと，人間の頭の中で起きていることが（その素材はまったく異質であっても），論理的には同じであるとみなすのです（これを「強いAI」と言います．「弱いAI」とは，過程は違っているが，結果だけ同じという人工知能のことです）．

はじめ「認知心理学」では，コンピュータと同じように人間の頭の働き（認知）も，入ってきた情報を計算処理して命令を出すことだ，とみなしていました（こうした考え方を「**情報処理モデル**」と言います）．しかし，外界の情報をそれが帰属している状況から切り離して単独で処理するこのモデルでは，人間の頭の働かせ方（認知）はうまく表現できな

第8章 心理学と看護理論　115

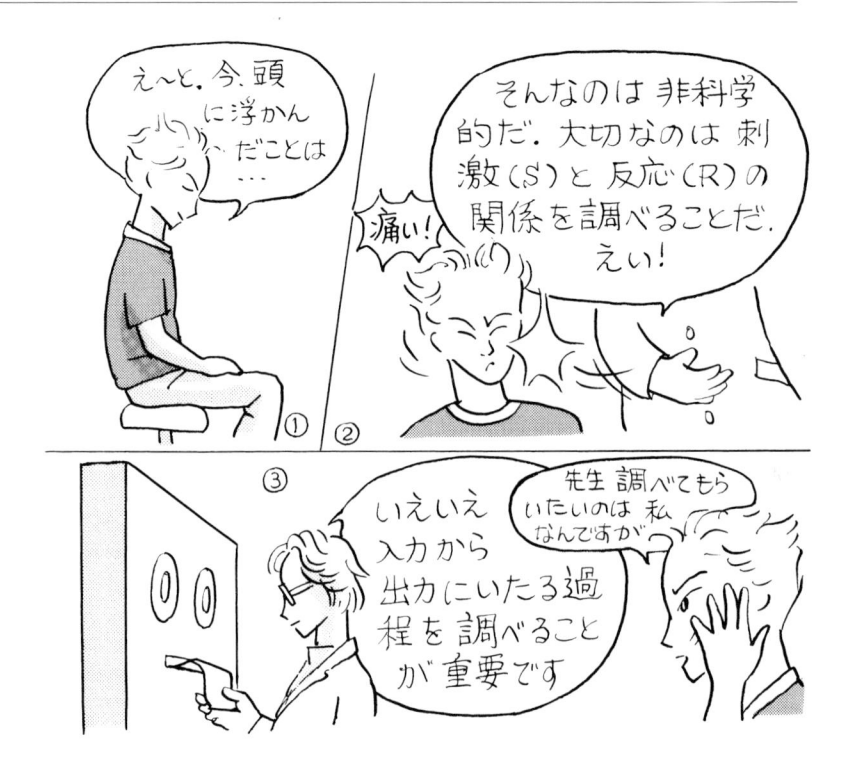

いことが明らかになってきました.

　例えば，キヨスクであなたが雑誌の上に千円札をのせて差し出したとします．するとあなたが黙っていても，おばさんはおつりをくれます．決して「ありがとう」と言ってお金をもらってしまったりしません．これは，キヨスクの店先という状況において，雑誌とお金を差し出すことは，「雑誌をこの金で買い，おつりをもらいたい」という意味であることが明白だからです．しかし状況から切り離してみれば，単に千円札と雑誌が店員の前に提示されたという情報になってしまい，対応のしようがありません．情報を，それが帰属する状況との関係において把握するという，この頭の働き（認知）を重視しようというのが，**「状況主義」**と

呼ばれる新しいアプローチです．最近の認知心理学では，この「状況主義」というアプローチが主流になりつつあります．

3. なぜ看護では理論心理学は使われなかったのか

　認知心理学者は，しばしば次のように主張します．これまでの行動主義は，刺激と反応だけをみて人間の心理を扱ってはこなかった．「認知心理学」こそ人間の心理を扱う，まさに「心理学」なのだと．

　しかし「心理学」に過剰なほどの期待をもっているあなた（同じく私）からみるなら，こうした機械にも教え込めるような理知的な頭の働き（認知）をもってして人間の心理を語るというのは，どうみてもかたよったものにしか思えません．私たちが「心理学」へ期待するのは，多くの場合，具体的な悩みや不安をもった人間の意識の解明なのです．つまり，私たちが理解したいと思うのは，しばしば，①問題を抱えた人間の心理であったり，②不安や悩みなど，そのまわりに独特の気分をまとうような，そうした意識の内容なのです．

　心理的問題を抱えた具体的な人間を相手にする臨床医学が，実験的理論心理学からあまり影響を受けないで，むしろ，①精神医学や，②哲学から影響を受けているのは，実は理論心理学が行動主義のように人間心理を扱わなかったり，認知心理学のようにあまりにかたよっているからにほかなりません．

　では臨床心理学が影響を受けている，①精神医学や，②哲学とは何でしょうか．もっとも大きな影響を与えているのは，①精神分析と，②現象学です．そしてそれは，①ペプロウの理論や，②トラベルビーの理論やベナーの理論へとつながっていきます．

　そこで以下，①精神分析からペプロウ理論への系譜を扱い，次に，②現象学から実存主義哲学をへてトラベルビー理論に向かう系譜を追

うことにしましょう．

● 参考文献

　ここの解説では，臨床心理学を目立たせるために，認知心理学に少し悪役になってもらいました．しかし実は現在，この認知心理学を含む認知科学は，脳についての科学（ブレイン・サイエンス）と手を組むことで，もっとも期待される科学の1つとなっています．食わず嫌いにならないで勉強してみたい分野の1つです（私も勉強していこうと思っています）．

　認知心理学の教科書としては，

（1）長町三生監修，認知科学研究会訳：認知心理学講座，全4巻，海文堂，1989-90.

があります．イギリスのオープン・ユニバーシティ（放送大学）のテキストの翻訳です．練習問題もついていて理解を深めてくれます．

　また「状況主義」的認知心理学の本としては，

（2）ジーン・レイブ，エティエンヌ・ウェンガー著，佐伯胖訳：状況に埋め込まれた学習，産業図書，1993.

があります．この本は，実践の共同体に参加しつつ，人がどのように学んでいくかを研究したものです．

　本書の第12章で解説する「ベナー看護理論」は，看護師が初心者からエキスパートへと，職場の実践において進歩していく過程を研究しています．この「状況主義」的な学習理論とベナーの理論をかみあわせながら，看護師の現場での学習過程を分析したならば，きわめて興味深い研究になるに違いありません．どうです．皆さん，やってみませんか．

第9章
精神分析から
カウンセリングへ

　本章では，看護理論に影響を与えていると思われる精神医学を，精神分析を中心にして解説したいと思います．

1. フロイトの精神分析

　S.フロイト(1856〜1939)は，オーストリアのウィーン大学で神経病理学者として出発しました．フランス，パリのM.シャルコーのもとに留学してヒステリーの問題に関心をもつようになり，帰国後開業して，ヒステリーを含む神経症(ノイローゼ)などの治療をしました．彼はこの治療の過程で，「精神分析」をあみだしました．

　この精神分析というものがどんなものなのか，彼の「精神分析入門」という講義から例をひいてみましょう[1]．

　フロイトは，精神的な問題を抱えた患者を長椅子に横たえ，その人に最近みた夢やそれにまつわる連想などを自由に話させました．

　ある時「まだ若いが，結婚してからかなりの年月がたっている婦人」が自分の夢を語ってくれました．

　「夫といっしょに劇場の座席に座っています．片側の平土間席は全部

空席でした．夫は私に，『エリーゼ・Lもその婚約者といっしょに来たかったのだが，3枚で1フローリン50クロイツァーという悪い席しかなかったし，そんな席では彼らの気に入らなかった』と言いました……」．

　夢のきっかけとなったのは，婦人よりも3か月だけ若い知り合いの婦人エリーゼが目下婚約中である，と夫から聞かされた話でした．

　劇場の座席の話は，実際に彼女が経験したことです．ある芝居の予約席をあわてて手数料を払って手に入れたのに，劇場に行ったら，実際は平土間席はがらがらで，夫にさんざんからかわれた，という経験です．

　また「1フローリン50クロイツァー」というのは，彼女の妹が夫から150フローリンをもらったら，せっかちにもすぐ宝石店で装飾品にその金を使ってしまったという話からきています．

　「3枚」の「3」という数字からは，婦人は知り合いの目下婚約中の婦人が自分より3か月若いだけだ，ということを思いつく（連想する）と答えました．

　これだけの材料から，フロイトは，この夢の意味を次のように解釈します．

　この婦人は「あんなに結婚を急いだ自分はばかだった，エリーゼの例でもわかるように，もっとおくれてからでも夫をもつことができたのに」と知らず知らずのうちに思っている．劇場の経験も宝石店の話も「急ぎすぎ」ということを意味しており，それがエリーゼとの比較で，自分の結婚が早すぎたことの後悔へとつながっている，とフロイトは解釈したのです．

　こうしてフロイトは，人間の意識の底には，意識されない内容（**無意識**）が潜在しており，それは夢やちょっとした言い間違いやちょっとした振る舞いなどに，時々顔を出す．そうしたちょっと顔を出した無意識のかけらをうまく解釈することで，その無意識の内容を探りだせると主張しました．

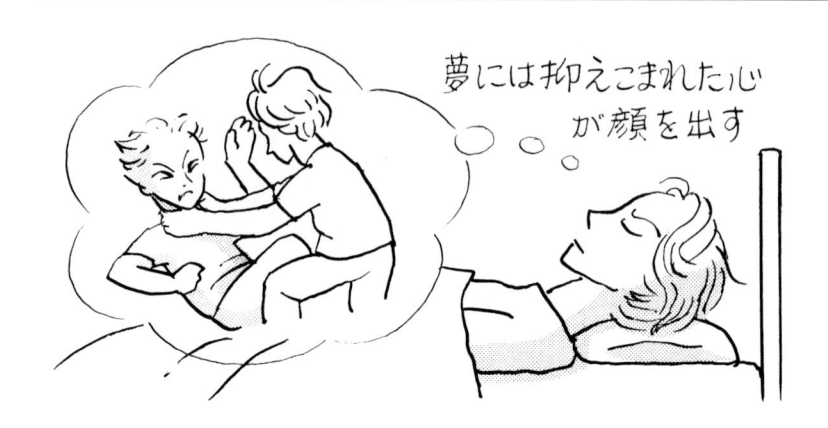

この婦人の場合,「結婚を早まった」という後悔は,意識されていませんでした.しかし,それは婦人の精神を悩まし続けていたのです.フロイトは婦人の夢を読み解くことで,この婦人の無意識を探りあてたのでした.

　こうしたフロイトの「精神分析」の内容を,定義ふうに書くと次のようになります.

　① ある人間の言葉や行為や想像的産物(夢,幻想,妄想)には,その人間のもつ「**無意識**」(抑圧によって意識できないようにされている内容)が,その片鱗(へんりん)を現す.治療者はその片鱗のもつ意味をさぐることで,患者の無意識の内容をつきとめる.ふつう,患者に思いつくままにしゃべらせて(自由連想),それを治療者が解釈していくという方法がとられる.

　フロイトは,さらに治療経験から多くの患者の精神的問題は,その患者の幼年期に問題があったことに気がつきました.そして治療の経験から,患者だけでなく人間一般がたどるであろう成長の段階に思いを馳せるようになりました(ですからフロイトの発達論は,実際に子どもを観察した結果ではなく,患者を通じて想定された発達段階論です).

　その内容をまとめると,次のようになります.

② 患者の自由連想がとどこおるところに精神的抵抗をみつけだし，さらに患者が幼年期の重要な人物に向けた感情を治療者に向けること（**転移**）に注目して，患者がその幼年期のいつどこでひっかかって問題を抱えているかをつきとめる．そうして，患者にいままで無意識の領域にあったこれらの問題を意識させることで，患者の自我を強くして問題を克服させる．

さらに，

③ こうした治療の過程から得られた人間の精神についての知見を体系化する．これが精神分析の理論と呼ばれます．主な精神分析の理論には次のようなものがあります．

意識の三分類

人間の心には，「意識」，「前意識」（今のところは意識の光を当てられていないが，それが向けられれば意識されうるもの）と，フロイトが発見した「無意識」（抑圧され意識されずにいるもの）とがあります．

意識の三層

また，人間の意識は「エス」，「自我」，「超自我」の3つの層からできています．

「**エス**（あるいは**イド**）」とは，本能のるつぼのことです．気持ち良いことを追求するという「快感原則」にしたがっています．

「**自我**」はエスと外界を媒介し，世の中のきまり，つまり「現実原則」にしたがいつつ，エスの欲望を満たそうとします．

「**超自我**」とは，自我に対する裁判官ないし検察官のようなものです．成長期における両親の要求と禁止が内面化されたものです．

つまり，人間の自我とは，「エス」からマグマのような欲望の突き上げを受け，上からの「超自我」の叱咤の声を聞き，この双方の板ばさみになりながらも，現実の社会を生きていくわけです．

性愛を核とした発達段階

フロイトは，人間の発達を性愛をめぐるあり方から，次の5段階に分けています．

① **口唇期**：誕生からほぼ2歳まで．（性的）快感が口腔と口唇の興奮に結びついている．

② **肛門期**：ほぼ2歳から4歳の間．大便通過による肛門への刺激を得ることを追求する．

③ **男根期**（エディプス期）：およそ3歳から6歳の間．欲動が性器に集まる．

④ **潜在期**：小児性欲の衰退期から思春期開始までの期間．

⑤ **性器期**：思春期・発情期．

要するに，子どもがする接触などによる気持ちよさ一般の追求が，次第に大人がする性器接触による快感の追求へと絞り込まれていく過程のことです．どこか途中でひっかかりがあると，普通の性生活を営みづらくなります．

エディプス・コンプレックス

子どもから大人になるにあたって重要なのは，両親にのみ向けていた愛情を両親以外の対象にも向けるようになることです．そのためには，異性の親に向けていた執着をいったん断念することが必要となります．フロイトは，子どもが異性の親に向ける執着のあり方を，ギリシャのオイディプス伝説の中に見いだしました．

オイディプス伝説とは，生まれた時に「将来この子は父親を殺し母親をめとるだろう」と予言されたために捨てられ，羊飼いに育てられたオイディプスが，それとは知らず父であるテーベ王ライオネスを殺し，さらに怪物スフィンクスの謎を解いて，都市テーベを救い，王位につき，前王の妻（実母）をめとる．のちに真実を知ったオイディプスは，自らの両眼をえぐって放浪の旅に出る，という話です．

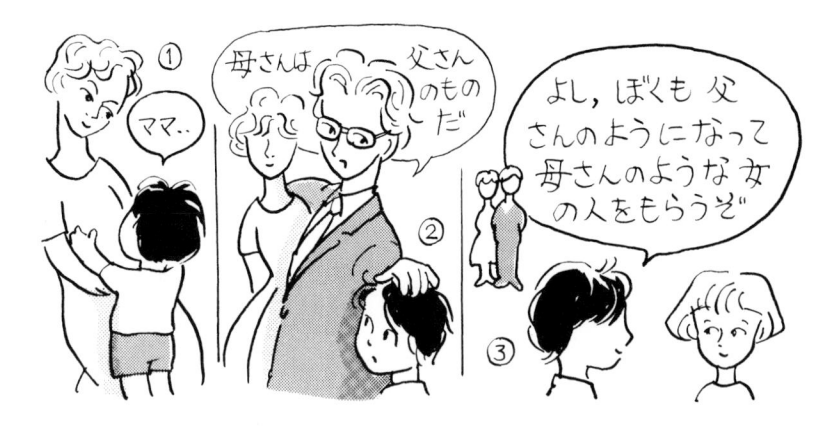

フロイトは，この話から「**エディプス・コンプレックス**」という概念をつくりました（「エディプス」というのは，「オイディプス」の英語読みです）．そして，定義ふうに言うなら，

「**エディプス・コンプレックス**」とは，子どもが両親に対していだく愛と憎しみのまとまり，異性の親に対する性的欲望とその競争相手である同性の親を消し去りたいという欲望のことです．

異性の親に対する性的欲望は抑え込まれ，潜在期を迎えます．のちに性器期になって同性の親との同一視によって，他の異性を獲得する方向に向かうのです．要するに「お父さんのようになって，お母さんのような女をもらおう」という方向にすすんでいくわけです．

フロイトが始めた精神分析は，精神医学のみならず一般思想にも大きな影響力をもつ運動となりました．精神分析はさまざまな流派に分かれていき，同時に他の精神医学にも大きな影響を与えることとなりました．

2. サリヴァンの人間関係論的精神医学

神経学者として出発したフロイトには，さまざまな精神の病理を生理的な原因から説明する傾向があります．しかしフロイトに影響を受けな

がらも，フロイトとは異なり，精神の病いをむしろ人間関係から説明しようとする人々が現れました．これらの人々の運動を「新フロイト主義」といいます．

マルクスの社会理論と精神分析の融合をはかったE.フロム（1900～1980）もその1人です．そしてまた，精神医学は対人関係の学問であると規定したアメリカのH.S.サリヴァン（1892～1949）もそうした動きを担った重要な人物の1人でした．

フロイトがもっぱら神経症の患者を相手にしていたのに対して，サリヴァンは主に統合失調症（精神分裂症）の患者を相手にしていました．神経症と分裂症との違いのもっとも大きな点は，神経症患者には自己としてのまとまりがあるのに，分裂症患者には自己のまとまりがない，分裂しているという点です．サリヴァンの治療の現場では，まとまった自己をもつ患者は少なかったわけです．このことが，サリヴァンの「自己」というものについての考え方を独特なものにしました．

サリヴァンによれば，自己というものは生まれながらにもともとあるのではなく，人とのかかわりの中から生まれてきます．いま自分の自己として感じているものは，これまで自分が生きていく中でさまざまな人とのかかわりをしてきた，そのかかわりが自己としてまとめられているものなのです．

子どもは，成長していく過程で両親などの重要な人々とかかわっていきます．子どもが正しいことをするなら，相手は肯定の感情をもち，相手から見ていやなことをすると，それを好ましくないという感情をもちます．こうした感情は，子どもに感情移入によって伝わります．相手が好ましくないという感情をもった時は，特に子どもには「不安」の感情が生まれます．そうして不安によって限定をうけつつ，子どもの自己は形成されていきます．

しかし，不安による限定が不当に子どもの自己を狭める時，すなわち

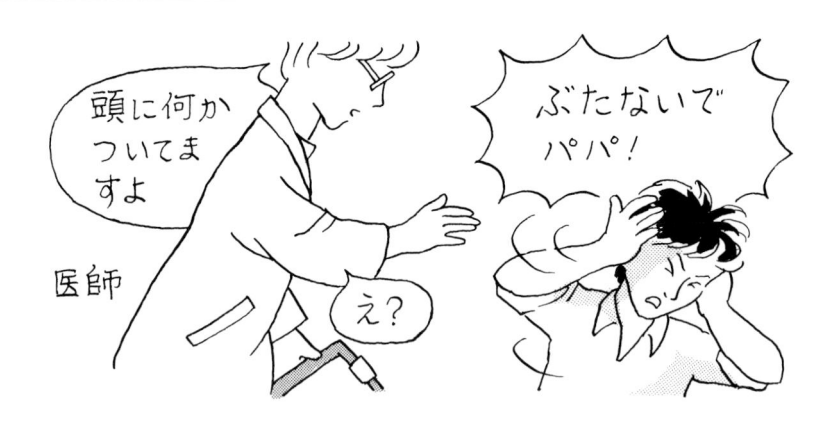

子どもが自己の満足を満たすためにおこなうことを厳しくいましめ，それを抑えつける時，子どもの自己に一種の「こわばり」ができ，それは子どもの精神に歪みをもたらします．

こうした「こわばり」ができてしまった人間（患者）は，治療の場面において医師に対する時，あたかもそうした「こわばり」をもたらした相手に対するように，医師に接しがちとなります．つまり過去においてひっかかり，こわばりを自分に与えた人物を，医師へと「投影」するわけです．医師と患者という人間関係に，まるで影のように，過去の患者の人間関係が重なってくることを，サリヴァンは「**パラタクシス的対人関係**」といいました（これはフロイトの「転移」とほぼ同じ内容とみてかまわないでしょう）．

治療者は，精神に異常をきたした人間を客観的に観察することはできません．医師は治療という場面において，いやおうなく患者とかかわらざるをえません．患者とかかわりながら患者を観察するしかないのです．つまり，治療者は「**関与しながらの観察者**」（participant observer）となるしかないのです．いや，むしろ患者にかかわっていく，つまり患者との人間関係をつくるからこそ，歪んだ人間関係によって歪められた患者の自己を治療していくことができるのです．

サリヴァンは，この治療の際に生じる「パラタクシス的対人関係」をむしろ積極的に利用しようとしました．なぜならサリヴァンにとって精神の病いとは，まさに人間関係からもたらされる病いにほかならなかったからです．

サリヴァンは言います．

「患者の過去の対人的な場で，解決のないまま，パラタクシス的な形で残存しているもののうち，比較的重要なものを，次々に全部突き止め，解消させてゆく過程の中で，しだいに，一種の『自己拡大』が進行し，その結果ついには患者は，大体他者とかかわっている姿が自己認識による姿どおりのものとなる．こうなることが精神医学的治癒である」[2]

精神病を患者が経てきた人間関係から説明し，そうして患者と医師との人間関係の中で治療していこうとしたのが，サリヴァンの精神医学だったといえます．ですからサリヴァンの理論は，病因となる成長期の人間関係について，理論と治療のための，こまやかでいきとどいた面接法からできています．

しかし，こうしたサリヴァンの理論は，精神医学においてあまり継承されませんでした．精神医学では，やはり患者を医学的な対象とみる考えが主流だったのです．また今日の精神医学では，患者へとかかわっていくよりも，むしろ薬物によって患者を治療していくほうが主流となっているようです．

ですから，患者と医師との間の人間関係による治療によって，患者の自己を健全な姿へと変えていこうというサリヴァンの考え方は，精神医学よりも，むしろカウンセリングの理論家ロジャーズに継承されることになりました．

3. ロジャーズのクライエント中心療法

　精神に異常をきたしているわけではないが，さまざまな心の問題を抱えて困っている人々の相談にのり，その問題解決に協力するのが「**カウンセリング**」と呼ばれる活動です．ふつう精神に異常をもつ人々を治療するのは，医師免許をもつ精神科の医師ですが，カウンセリングをするのは臨床心理学を学んだカウンセラーです．登校拒否とか社内ストレスを抱える人々などが**クライエント**（来訪者）となります．

　とはいえ精神医療と重なる部分も多く，また理論的にも精神医学とりわけ精神分析の強い影響を受けてきました．一時期，カウンセリングの代名詞となったC.R.ロジャーズ（1902～1987）のクライエント中心療法も精神分析の影響を受けています．

　フロイトの理論では，患者は抑圧された無意識によって苦しんでいました．医師は，その無意識の領域を意識化させることで，患者の自我を強くします．

　ロジャーズの理論では，相談にくるクライエント（来訪者）は，自分

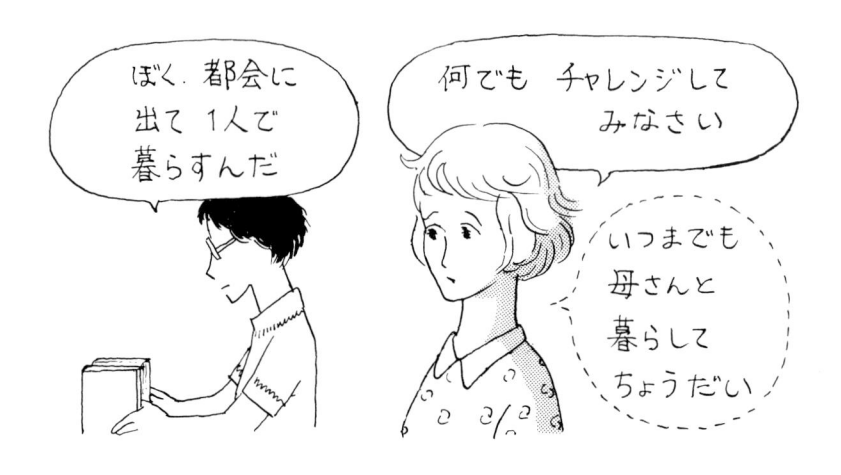

は「自己概念（自我像）」と実際に経験することとの不一致に苦しんでいるとされます．例えば，一人息子が家を出る計画をしている時に，わけのわからない病気にかかる母親がいるとします．彼女は本当は子どもを手放したくないのです．しかし，それは「良き母親」としての自己像とは一致しません．こうした自己像との不一致を意識しない時，クライエントは不安になったり混乱しがちになるのです．

ロジャーズのカウンセリングでは，クライエントに「こうしろ，ああしろ」と指示はしません．むしろクライエントに自発的に悩みを話させ，その内容を再びクライエントへと投げ返してやります．

そのための技法として，真剣に耳を傾ける「傾聴」や，意見を交えず相手の言うことを投げ返す「反射」や，整理して投げ返す「要約」などがあります（「要約」という技法は，すでにサリヴァンが開発していました）．

そうすることで，クライエント自身に自己概念と実際の体験との不一致を気づかせ，みずから実際の自分を受け入れ，新たな自己概念を形成させるように仕向けるわけです（ここで注意しなくてはならないのは，問題解決の主導権はあくまでもクライエントにあるということです．まさにここに「クライエント中心」という言葉の意味があるのです）．

例えば，モーレツ社員として働いてきた男性が，糖尿病になってから，彼の体を気づかう妻としばしばけんかするようになったとします．この男性の自己概念は，「ばりばり働く男」というものでしょう．しかし，彼の日常的体験は「疲れやすくいつも薬を手放せない」ということです．自己概念と現実の自分との不一致を認めたくない彼は，体を気づかう妻にあたるようなったわけです．そこでカウンセリングでは，この不一致を彼に得心させ，現在の自分の状態を彼自身に受け入れさせるように導いていくわけです．

（お気づきのように，こうした肉体的体験と自己概念の不一致は，病

気になった人にとりわけよくみられます．ですから，看護診断にはこの「自己概念」の理論が積極的に導入されているわけなのです）．

● 参考文献

臨床心理学に使われている諸理論を知るには，次の本が最適です．
（1）国分康孝：カウンセリングの理論，誠信書房，1980．
　　平明です．理論を使いこなしている人にだけできる，みごとな整理だと思います．
　　精神分析については，まずは創始者フロイト自身による入門書
（2）ジークムント・フロイト著，高橋義孝・下坂幸三訳：精神分析入門，上・下，新潮文庫，新潮社，1977．
があります．この文庫には晩年の作品『続・精神分析入門』も入っていてお得です．
　また，精神分析の辞典として，
（3）ラプランシュ／ポンタリス著，村上仁監訳：精神分析用語辞典，みすず書房，1977．
（4）チャールズ・カイクロフト著，山口康司訳：精神分析辞典，河出書房新社，1992．
の2つをあげておきます．前者は，フロイトを中心とした詳細な優れた辞典，後者はフロイト以後の精神分析の諸流派の学説にもふれた簡便な辞典です．
　フロイトのもっとも重要な協力者であったC.G.ユング（1875～1961）は，のちに精神分析運動から離脱し，独自の「分析心理学」をつくりあげました．彼は，フロイトのいう抑圧による個人的無意識のほかに，人類に共通の普遍的性格をもつ「集合的無意識」が存在すると主張しました．ユング分析心理学については，
（5）河合隼雄：ユング心理学入門，培風館，1967．
を，サリヴァンについては，
（6）H.S.サリヴァン著，中井久夫・山田隆訳：現代精神医学の概念，みすず書房，1976．
を，またロジャーズについては，
（7）佐治守夫・飯長喜一郎編：古典入門—ロジャーズ クライエント中心療法，有斐閣新書，有斐閣，1983．
をあげておきます．ロジャーズの生涯と業績の全般を簡潔にまとめています．

● 注・引用文献

1）文献(1)のp.153-156．
2）文献(6)のp.264．

第10章

ペプロウの看護理論

　本章では，ペプロウの看護理論をサリヴァンの精神医学との関連から説明してみましょう．

1. 基本アイディア

　ヒルデガード・ペプロウ（1909 〜 1999）にとって，看護師は医師の補助者ではありませんでした．では看護師が医師の補助者でないとするなら，看護師は患者にとっていかなる存在なのでしょうか．
　私見によれば，ペプロウは，精神分析の「転移」の概念に想を得ることで，この問題に答えようとしたと思われます．すでに少しふれましたが，精神分析の「**転移**」概念とは次のようなものです．
　精神を病んでいる患者は，成長において重要な人物との関係のどこかにひっかかりをもっており，それは無意識の世界に抑圧されています．そして治療の際に，そのひっかかりがあった人物を，治療してくれる医師に「投影」します．例えば，父親との関係においてひっかかりがあった患者は，医師を「父親」のようにみなし「子ども」のように振る舞います．
　「転移」によって，医師は患者の精神の病いの原因が成長期のどこに

あったのかを知ることができ，それを患者に明らかにして意識させることで，治療を成功させることができます．当初，フロイトはこの「転移」を好ましいものとはみていませんでした．しかし，次第にこれを積極的に評価するようになったようです．これに対してサリヴァンは，この「転移」（パラタクシス的対人関係）を，はじめから積極的に治療へと使いました．

ペプロウは長らく精神科看護に従事し，とりわけサリヴァンの「人間関係論的精神医学」の影響を強く受けました．ペプロウは，精神科の医師と患者との間に起きていることは，看護師と患者との間にも起きていると考えたわけです．つまり，患者は自分が抱えている問題の解決のために必要な人物像を看護師へと投影すると考えたと思われます．

さらに患者からのこの転移に対して，① 看護師は，患者の治療の段階によって，必要とされる人物を演じることでこれに応えるのだ，とペプロウは考えました．

この着想は同時に，② 看護師と患者の関係は，精神科の医師と患者の関係に近いものであるという着想をもたらしました．

サリヴァンの「人間関係論的精神医学」では，医師は患者へとかかわりをもちつつ治療していくとされました．治療は，医師と患者との間の人間関係による過程（プロセス）とされました．サリヴァンの影響を強く受けたペプロウも，看護師は患者へ積極的にかかわり，看護師と患者との関係は，患者のもつ問題が解決されていく過程であると考えたのです．

こうしてペプロウの基本的な理論の枠組みができました．

① 看護師は，患者にとって，母親，兄弟，指導者，カウンセラー，情報提供者などの役割を，② 患者の回復過程（患者の問題解決過程）に応じて演じていく，というのがその基本的枠組みです．看護師と患者関係の局面は，方向づけ（導入），同一化（ともに立ち向かう），開拓利用

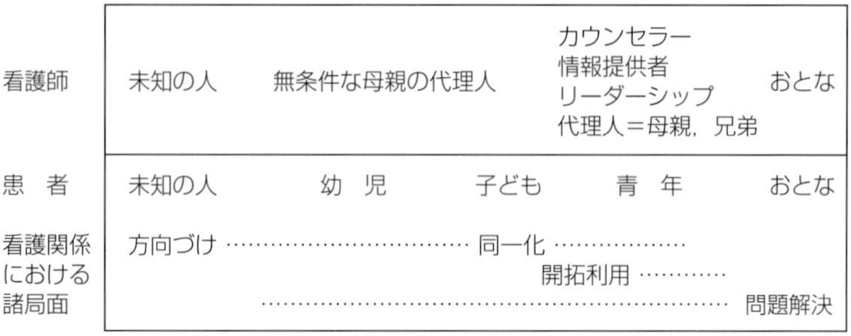

看護師	未知の人	無条件な母親の代理人	カウンセラー 情報提供者 リーダーシップ 代理人＝母親，兄弟	おとな
患者	未知の人	幼児	子ども　　　青年	おとな
看護関係 における 諸局面	方向づけ ………………………… 同一化 ……… 　　　　　　　　　　　　　　　開拓利用 ………… 　　　　　　　　　　　　　　　………………………… 問題解決			

図10-1　看護師−患者関係における諸局面と役割の変遷[1]

(患者が周りの人を自分のために活用する)，問題解決(自立的に問題を解決していく)へと進んでいきます．これを1つにしたのが，有名なペプロウの図なわけです(**図10-1**)[1]．

さて基本的なアイディアについてはこれだけですが，もう少しペプロウ理論の重要な論点について説明しておきましょう．

2. 不安

サリヴァンの理論において，自己は不安を手段として意識を限定し束縛します．治療の場面で，サリヴァンはコミュニケーションの流れが乱れるところ，外れるところに，この不安のありかをつきとめました．そうして，不安の元となった患者の過去の人間関係をつかまえて，明らかにしていきました．サリヴァンは，この「不安という邪魔さえ入らなければ人間の行動は協力と相互満足，相互安全保障という終局目標に向かって積極的に進むものである」と信じていました．

ペプロウも言います．「強い不安や恐慌状態に陥っている患者は，看護師に協力したり，共同して働くことができない」．ですから，看護師は患者の不安がどのようなものであるかを，患者へ関与しつつ観察してつきとめなくてはなりません．

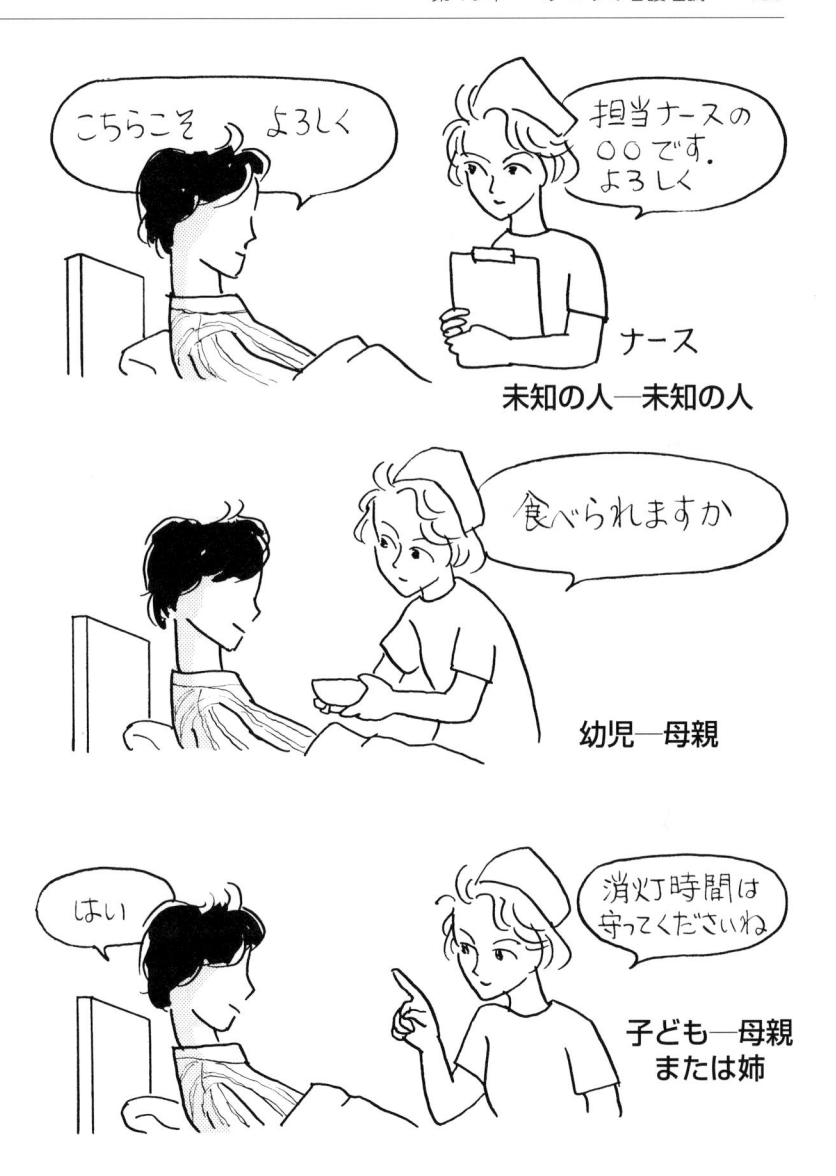

次にその不安をやわらげることで，患者のもつ自己限定・逃避のこわばりをほぐします．そうしてはじめて，看護師と患者が協力しつつ共同で，患者の病状に柔軟に対処していけるというわけです．

指導者―青年

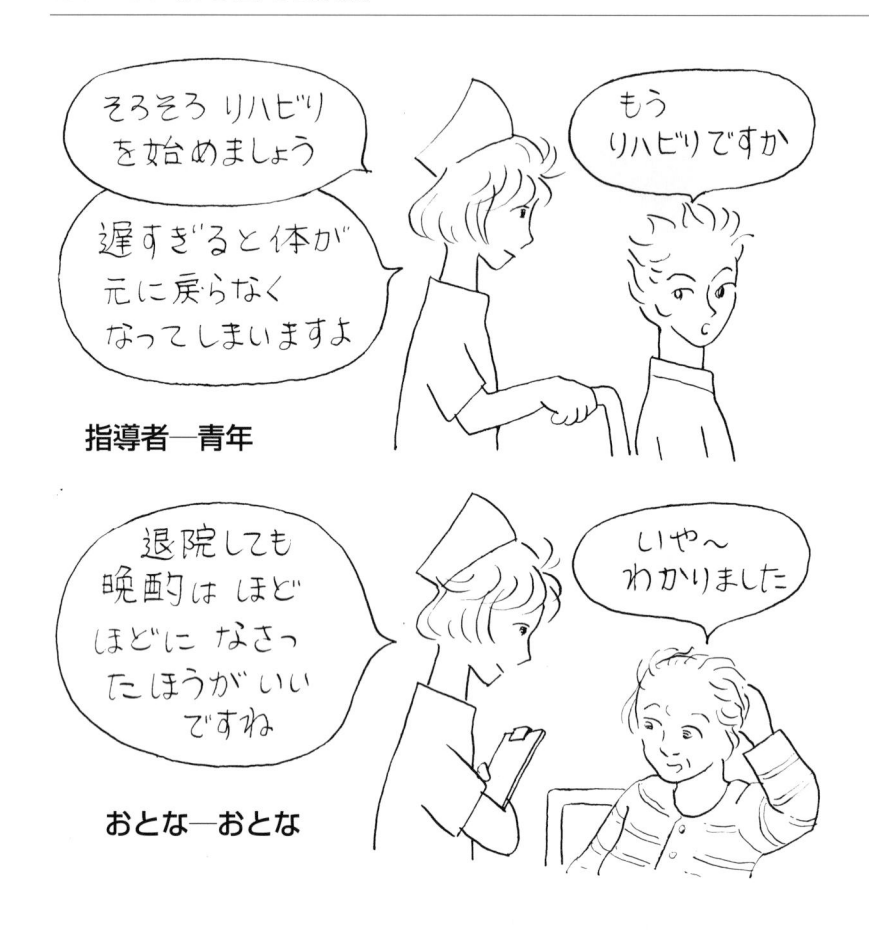

（そろそろ リハビリを始めましょう／遅すぎると体が元に戻らなくなってしまいますよ／もう リハビリですか）

おとな―おとな

（退院しても 晩酌は ほどほどに なさったほうが いいですね／いや～ わかりました）

3. 心理的課題

　ペプロウは言います．
　「病気というものは，過去の経験に発しているが看護師の患者に対する関係の中で現在再現されている感情をともなって経験されるできごとなのであるから，看護師-患者関係は看護師にとって患者が幼少児期に卒業しえなかった心理的課題を完結するように援助する好機であると考えられる」[2]．

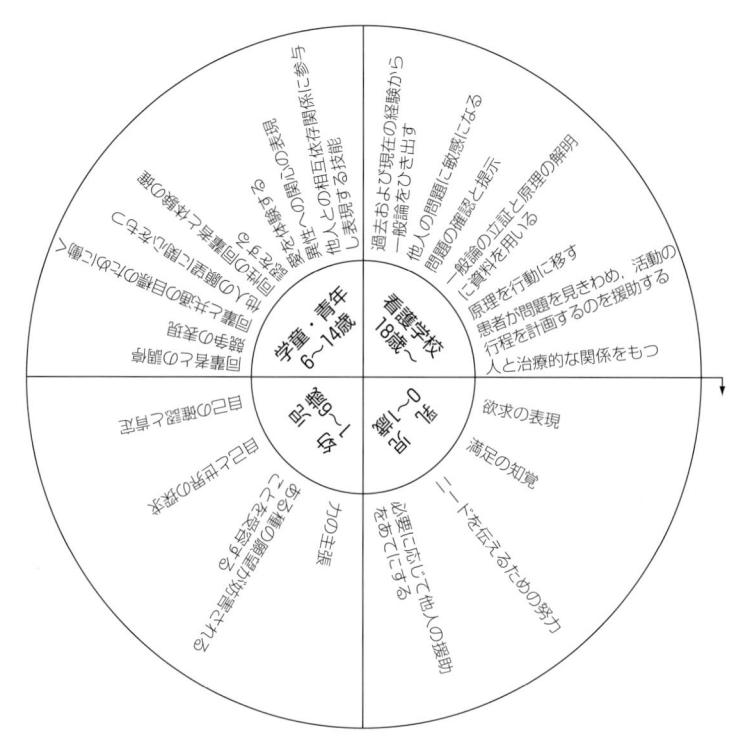

図10-2 有能な専門的看護に必要な技能の円熟への連続的配置[3]

　まさに，患者は過去において十分に成長できなかった段階の人間関係を「転移」するわけです．そして看護師-患者関係において，患者はもう一度心理的発達をやり直すわけです．

　幼少児期に卒業すべきだった心理的課題とは，ペプロウによれば，① 他人を頼りにすることの学習，② 欲求充足を延期することの学習，③ 自己を確認すること，④ 参加の技術を育てること，の4つです．

　看護師への円熟のために段階を描いた**図10-2**を参照すると，これらの心理課題は，①が0～1歳の乳児の段階，②と③が1～6歳の幼児の段階，④が6～14歳の学童・青年の段階で，本来果たすべきものだと，ペプロウがみなしていたことがわかります．

4. 関与しながらの観察

　サリヴァンは，患者を物のように距離をとって客観的に観察するのでなく，患者へとかかわっていくことで，そこで患者がつくろうとする人間関係から，患者の過去の問題のあった人間関係を明らかにしていこうとしました．ペプロウも，看護研究の方法として，この「関与しながらの観察」を含ませているのはその影響です．ここには，現在の数量的研究とは違う質的研究のあり方が示唆されていると言うべきでしょう．

●参考文献

　ペプロウ理論は，
（1）H．E．ペプロウ著，稲田八重子・ほか訳：ペプロウ 人間関係の看護論，医学書院，1973．
を参照してください．

●注・引用文献

1）文献(1)のp.58．
2）文献(1)のp.169．
3）文献(1)のp.281．

第11章
現象学から実存心理学へ

　精神医学と臨床心理学にもっとも影響を与えたのが，現象学という哲学の一派です．現象学は，臨床心理学を通じて，あるいは直接，看護理論へ，影響を与えています．フッサールが始めた現象学は，ハイデッガーを経て実存主義哲学となり，フランクルの実存分析に影響を与え，このフランクルの実存分析がトラベルビーの看護理論の直接的源泉となっています．またハイデッガーの哲学は，アメリカの哲学者ドレイファスを通じて，ベナーの看護理論にも影響を与えています．

　トラベルビーの看護理論とベナーの看護理論を理解するための準備として，ここではまずフッサールの現象学とハイデッガーの実存哲学を，あくまでも実存主義に近づけて解説し，それからその影響についてふれることにします（現象学，特にハイデッガーについては，第15章でもう一度ふれます）．

1. 現象学とはなにか

　さて「現象学」とはどんなものなのでしょうか．あえて誤解を恐れず言ってしまえば，それは心理学のことです．といっても，大学で教えられている「心理学」ではありません．正統的な理論心理学が，実は動物

実験をしたりコンピュータを相手にしていて，苦しんだり喜んだりする人間の心理を扱っていないことはすでにみました．それに対して，現象学は人間の心理（意識）を問題とし，記述しようとします．決して中身の見えない暗箱（ブラックボックス）であるとみなしたり，コンピュータ（電脳）によって類推されるものとはみなしません．さまざまな事柄が，意識の中でどのように現れる（現象する）かを記述し，考察する学問，それが「現象学」なのです．つまり「現象学」とは，素人の私たちがイメージするような心理の学，意識の学なのです．

2. 意識は外因によるのか

　それでは，さまざまな事柄はどのように意識において現象するのでしょうか．ふつうは意識の外に何らかの原因があって，しかるのちに意識にそれが現れると考えられます．

　しかし例えば，スイカに少しだけ塩をふって食べるとしましょう．「甘さは増した」とあなたは感じます．しかしスイカの糖度は増してはいません．ではあなたが「甘くなった」と感じたのは，ただの錯覚だったのでしょうか．また，あなたが夕日を見ていると，とても大きいと感じます．しかし太陽の大きさは昼間と同じはずです．あなたは錯覚したわけです．しかし，あなたが夕日のほうが大きく見えると感じることまで否定する必要があるでしょうか．

　これと同じく，医療の場面でもきわめて興味深い事例で，「幻肢痛」というものがあります．これは手術などで足とか手とかを失った患者が，それにもかかわらず，ないはずの手とか足が痛いと訴えるという症例です．ありもしない手足が痛む，そんなことはありえない．この患者の痛みは妄想なのでしょうか．いいえ，患者ははっきりとした意識の中でこの痛みを感じているのです．

医学においては，痛みはしばしば症状の1つにすぎないと考えられがちです．病根を処置してしまえば，痛みは自然と治癒する．そう考える医師がいまだに多くいます．この発想からは，すでに取り外してしまった手足が痛いなどというのは理解不可能の言い草でしかありません．
　しかし，本当に患者の立場に立った医療をするなら，客観的に手足があるかどうかによって患者の訴えを断罪するのではなく，患者の意識において，ないはずの手足があるかのごとく痛むのだということを治療の出発点にしなくてはならないはずです．つまり，患者の意識において，痛みとその痛む手足がどのように現れているのか（現象学的な考察）を出発点にすべきなのです．

3. 心の中の地図と客観的地図

　わたしの友人に，関西圏からお嫁さんをもらった者がいます．はじめ岐阜県の大垣市で暮らしていたのですが，お嫁さんがどうしても大垣になじめません．結局，夫である私の友人が，転職をして関西に引っ越していきました．てっきり奥さんの実家のある兵庫県に引っ越したと思っていた私は，新しい住所を聞いてびっくりしてしまいました．というのも，大阪府の南部だというのです．大垣ほどではないにしても，引っ越し先も奥さんの実家からはずいぶんの距離がありますし，時間もかかります．しかし奥さんは「帰って来た」と言って喜んでいるようです（大垣の名誉のために言っておきますが，大垣というのは水の豊かな城下町でなかなかよい町です）．
　してみると，地図で計った客観的な距離が問題ではないのです．問題は，奥さんのいわば「心の中の地図」の中での位置なのです．奥さんの「心の中の地図」では，この引っ越し先は実家とは目と鼻の先なのであり，大垣ははるか遠い異郷の地なのです．

しばしば，単身赴任は強いストレスをもたらすとされています．しかし，例えば私が東京に勤めていて，岐阜県の高山市に転勤となった場合と，群馬県の桐生市に転勤となった場合を比べてみましょう．どちらも歴史のある町です．しかし，おそらく私は桐生市に赴任したほうが高山市に赴任するよりずっとストレスを感じることでしょう．地図で見れば，桐生市のほうが東京にずっと近いことは確かです．しかし，私は実は岐阜県の岐阜市の出身です．岐阜市出身の私の心の地図においては，行ったこともない北関東の町よりは高山市のほうがずっと近しい存在なのです．

アメリカのT.H.ホームズとR.H.レイという学者は，調査に基づいて，人生のいかなる事件がどのくらいのストレス値をもつかを「社会的再適応評価尺度」という一覧表にしています（**15章の表15-1．218頁**）．それによれば，配偶者との死別はストレス度100でもっともストレス度が高いとされています．

しかし，もし仮にある男性が，この20年来奥さんとは「家庭内離婚」の状態にあったとしましょう．すると，その奥さんが死んでも，その男性が受けるストレスは，それほど致命的なものにはならないでしょう．本人の心の地図の中では，その奥さんはもはや彼の親密な存在ではないのです．

ストレスというものは，客観的な事件それ自体ではなく，それが本人の「心の地図」の中でどういう位置（意味）をもつものかによって異なってくるものです．ストレスやそれに対処すること（コーピング）の問題は，当人の「心の地図」を把握しなくては接近できないのです．つまり，これはまさに現象学的な考察の領域なのです（これについては，さらに第15・16章で扱います）．

4. 客観的外因の重視のもつ偏向

　意識の内容を客観的な外因によるものとみる発想をつき進めると，時として，きわめてグロテスクな結果となってきます．最近の牛乳は，やたら乳脂肪分が高くなり，パッケージにもそれを大きく書いています．「乳脂肪分が高いとおいしい」という考えを押し進めた結果，私たちは脂肪分の多い，うまくもない不自然な牛乳を大量に摂取しているわけです．

　さらに進んで，意識は付随的で「どうにでもなるもの」で，客観的条件こそ大切だとされるようになると，次第に客観的現実なるものが壁のように私たちに立ちはだかるようになってきます．

　母乳より人工乳のほうが栄養があるからといって，体ばかり大きな赤ん坊を育てる母親は，授乳による接触という喜びを放棄します．また，所得が上がることが家族の幸福につながると考え，残業ばかりしているお父さんの家族は，一家団欒の喜びを知りません．医学的な患者管理は，患者を家族や社会から引き離し，孤独にします．私たちを幸福にするはずだった科学技術の進展は，公害などの形をとって，むしろ私たちを苦しめ始めています．

　客観的現実があり，しかるのち意識が生まれるのだ，という一見あたりまえの考えを押し進めていった結果，「そんなことは気持ちの問題だ」とか「痛いわけがない」とか「感傷的になっているだけだ」とか「非科学的な言い草だ」とかいう言葉が，私たちの心と意識のもっとも切実なものを踏みにじってはいないでしょうか．

　ところで，その際言われる「客観的現実」なるものは，本当に現実なのでしょうか（例えば，英語力がないからといって，大学院受験を躊躇する看護師は，はたして自分の英語力を本当に知っているのでしょうか．

また，大学院入試の英語問題を実際に見たことがあるのでしょうか）．終身雇用に固執する会社員は，はたして他の会社や雇用の状況について知っているのでしょうか．「きまりはきまりだ．それが社会の常識だ」と言っている先生たちは，学校以外の社会を本当に知っているのでしょうか．共産主義の脅威を前提に軍事強化を訴えていた人たちは，今日の共産主義の崩壊をどう説明するのでしょうか．

5. 現象学的還元

　現象学は，まさにこうした世界の存在を素朴に信じている「**自然的態度**」を改め，そうした世界の存在に対する素朴な確信をいったん保留する（かっこにいれる）ことを提唱します．これが「**現象学的還元**」と呼ばれるものです．

　現象学の創始者であるE.フッサール（1859〜1938）においては，これは現実把握をする科学を，その根底から基礎づけ直すという志向性をもっていました．しかしその裏には，同時にこれまでの科学の現実の把握自体を疑い，それをくつがえそうという革命的な意図さえもつものでした．

　オーストリアの哲学者F.ブレンターノ（1838〜1917）の影響を受けて，フッサールが「現象学」を始めると，それが哲学にとどまらず，広く思想全般の一運動となった理由の1つに，この現象学がもつ革命性があったと思われます．

　第一次世界大戦のあと，さらに第二次世界大戦のあとに，現象学は急速に若き学徒たちの心をつかんでいきました．戦争による破壊と価値観の崩壊は，いままで確かだと思い込んでいた現実と価値がなんら確かでなく，自明なものでもなかったことに人々を気づかせました．それが，世界の存在を素朴に信じている「自然的態度」を改め，そうした世界の

存在に対する素朴な確信をいったん保留する（かっこにいれる）という「現象学的還元」とまさに軌を一にしていたのです．

6．ハイデッガーの『存在と時間』

第一次世界大戦期（1914～1918）に青春期を過ごし，戦後フッサールの弟子となったM. ハイデッガー（1889～1979）も，こうした戦争による客観的世界の崩壊を経験した世代でした．ハイデッガーは，死ぬと知りつつも戦いの最前線を志願して雄々しく死んでいった同世代の仲間たちの生きざまを，この現象学を使って1つの哲学にまで高めようとしました．その努力の成果が，20世紀の思想全般に深い影響をもたらした『存在と時間』（1927年）という書物でした．

「ものがある（存在する）」というのは，どういうことなのでしょうか．ハイデッガーは問います．私たちは，そんなことはわかりきっていると思っています．しかし問い詰めてみると，実はその理解はぼんやりしたものです．このぼんやりした理解を，はっきりとしたものにするには，どうしたらいいのでしょうか．それは，存在をぼんやりとしか理解していない，私たちの生き方それ自体を，厳しく問い直す必要があるとハイデッガーは言います．

では，私たちの普通の生き方とはどんな生き方なのでしょうか．「人なみに生きる」というのがそれでしょう．「人なみ」に学校に行き，「人なみ」に就職し，「人なみ」に結婚し，「人なみ」の幸福を得る．では「人なみ」と言う時の「人」とは何でしょうか．誰でもない，世間一般の基準としての「人」です．

ハイデッガーは，こうした「人」を「世人」（Das Man）と呼びました．「イギリスでは英語が話される」（In England man speaks English.）という時，"man"はあえて訳しません．ドイツ語の"man"もほぼこれと同じ「（世間

の）人々」といった意味です．ハイデッガーはこの"man"を名詞にして中性の冠詞をつけて"Das Man"（世人）という言葉を作ったのです．

　ハイデッガーによれば，私たちはこの日常生活において「世人」へと堕落してしまっています．人なみに生き，ありきたりの内容のない会話を交わしています．しかし，いくら人なみに暮らそうと，人間はそれぞれ独自の存在です．ほかの誰でもない自分の存在，そうした人間の在り方を哲学では「**実存**」といいます．

　こうした人なみの平均人としての生活の中で，私たちは漠然とした，しかし拭いがたい不安を抱えています．そしてその不安は，私たちが，やがて誰でもない自分が死ぬのだということを常にひた隠しに，考えないようにするところから生じています．しかし，まさに誰でもない自分の生き方という問題は，病気になったり死が目前に迫ってくる時に，まさにあらわとなってくるのです．

　新聞でがんによる死亡者数を読んでいる時，そうした病いや死は抽象的・一般的な病いや死でしかありません．しかし自分ががんになった時，それは誰も代わってはくれない自分だけの問題となってきます．もともと，死とは誰に代わってもらうこともできない，それぞれの人間がそれぞれに経験するしかないものです．人なみに死ぬということはありません．人はまさにそのひと本人として死ぬしかないのです．

　ふだん私たちは，時計で計れるような直線的で均質なのっぺらぼうな時間を生きています．12時前の10分前と，12時後の10分と同じ時間だと思っています．しかし，もしこの12時にあなたが処刑されるとしたらどうでしょうか．もしくは，12時にほぼ全滅が必至の総攻撃が始まるとしたらどうでしょうか．均質な時間の持続はここで途切れます．そして残りの10分は，あなたにとってかけがえのない時間となります．残された時間に，あなたは恋人に短い手紙を書くかもしれません．周りの人々に別れと感謝の言葉を言うかもしれません．空に浮かんだ白い雲

を「これが最後に見る空と雲か」と仰ぎみるかもしれません．かけがえのないのは時間ばかりではありません．その残された10分にあなたが見る空，大地，建物，人々，すべての存在がかけがえのないこれまでとは違った意味をもった存在として，あなたの前に立ち現れることでしょう．

　ハイデッガーは，死という誰にも代わってもらえない事態を意識することで，人間は自分の個別的な在り方（本来性）に目覚めるといいます．そして自分の死というものを意識したうえで，今を生きるようになった時，その人間にとって，ものがあるということ（存在）はまったく新たな形で現れるでしょう．その時，私たちははじめて存在とは何かを問うことができるだろう，というのです．

　『存在と時間』という本は前半しか書かれず，結局ハイデッガーは存在とは何かをはっきりとは答えませんでした．しかしこの本によって，意識の学である現象学は，人間のかけがえのない存在の在り方（実存）を問う，「実存主義」に結びつけられることになりました．

　さて，ここでフッサールの哲学とハイデッガーの哲学の，目的と手段とその背後に隠れた裏の目的を表にしておきましょう（表11-1）．

表11-1　フッサールの哲学とハイデッガーの哲学の目的と手段，背後に隠れた裏の目的

	フッサール	ハイデッガー
目的	・科学的認識を基礎づける（客体があるとはどういうことか）	・存在とは何かを見極める
手段	・現象学的還元 ・常識をかっこにいれる ・人間の心理を記述する	・現存在（人間）*の実存分析 ・「世人」からの脱却 ・現存在の浄化
裏の目的	・日常的生活からの現代科学の遊離を批判し改めさせる	・新たな存在の在り方の追求 ・新たな人間の在り方の追求

* ハイデッガーは人間のことを「現存在」という彼特有の用語で呼んでいます．

7. 現象学の影響

　ハイデッガーの『存在と時間』は，それが本来，存在を問う学問（存在論）をめざすものであったにもかかわらず，人間の個別的在り方についての哲学（実存主義）として大きな影響力をもちました．とりわけ第二次世界大戦後，フランスの思想家 J.P. サルトル（1905〜1980）は，この実存主義をたいへん流行らせました．

　サルトルの僚友であった M. メルロ＝ポンティ（1908〜1961）は，むしろフッサールへとたち返ることで，客観的な身体とは異なる「現象的身体」の考察（身体の現象学）をおこないました．例えば，先ほどあげた「幻肢痛」は，まさに客観的な身体と患者の意識に現れる身体（現象的身体）とのずれとして理解されます．

　現象学は，今世紀初頭から多くの学者を巻き込んだ思想の運動となり，いまだ完結していません．しかし，その思索の過程で生み出された成果を使って，「実存主義」，「実存分析」や「現存在分析」，「現象学的社会学」などの思想や学派が花開くことになりました．

8. 実存主義的精神分析

　精神分析運動の内部でも，フロイトのもつ生理還元主義を，現象学や実存主義という哲学を使うことで克服しようという動向がありました．L. ビンスワンガー（1881〜1966）は，フッサールの現象学やハイデッガーの現存在（人間）分析の影響のもとに「現存在分析」を創始し，M. ボス（1903〜1990）は，さらにハイデッガーの強い影響のもとに，独自の「現存在分析」を展開しました．

　ハイデッガーの実存主義は，またヴィクトール E. フランクル（1905

〜1997)の「実存分析」にも影響を与えました．さらにこの現象学的実存主義は，個別的な人間の内面心理の分析として，ロロ・メイ(1909〜1994)の「実存心理学」にも受け継がれました．メイたちがいう「実存主義的心理学」とは，あくまでも意識の学としての現象学の一潮流とみるべきなのは言うまでもありません．

　心理学が，生理還元主義であったり機械からの類推であったり，フロイトの精神分析にも生理還元主義の傾向があったため，個別的な人間の内面心理を扱うために，現象学やそれと結びついた実存主義は，こうしてさかんに臨床心理に導入されたわけです．

9．フランクルの実存分析

　ナチス・ドイツのユダヤ人収容所の体験を描いた『夜と霧』(1947)の著者として有名なヴィクトールE.フランクルは，この収容所の体験から，人間は単に苛酷な状況の苦しみだけでなく，その状況になんら意味を見いだせないことにも苦しむものなのだと知りました．

　この体験に基づき，フランクルは，人間には「快楽への意志」(フロイト)や「権力への意志」(アドラー)だけでなく，「意味への意志」というものがあるのだということを確信するようになりました．

　自分の人生に意味や価値をみいだせない時，人間は空しさ・やり切れなさを感じ，やがてそれがこうじて，神経症(「精神因性神経症」)にさえなりうると彼は主張します．そしてこれに有効なのは，患者が目をそらそうとしている状況に直面させ，自分とその状況のもつ意味と価値をみいだせるよう手助けすることであるとし，これをフランクルは「ロゴテラピー」と名づけたのです．

補：マズローの人間性心理学

　行動主義心理学にも精神分析にも批判的なアメリカの心理学に，あのマズローの「人間性心理学」(humanistic psychology) があります．

　アメリカの心理学者 A.H. マズロー (1908〜1970) は，はじめ行動主義のワトソンのもとで学びました．しかし，次第に行動主義が動物実験できるような心理しか扱っていないことに不満をいだくようになりました．また，行動主義の対局にある精神分析も病的な心理を扱っているのであって，決して普通の人間心理を扱っていないと，批判的でした．そこでマズローは，人間のもつ成長性・全体性・創造性を扱う「心理学の第三勢力」すなわち「人間性心理学」を提唱したのです．

　彼は人間の欲求（ニード）を階層構造としてとらえ，その頂点に「自己実現」があるとしました．

　実際の普通の患者たちの心理を把握したいと願っている看護の世界では，このマズローの心理学はきわめて普及しました．また労働者の意欲を引き立てることで収益向上をねらう経営界においても，大きな影響力をもちました．しかし残念ながら，心理学とりわけ実験的理論心理学の主流とはいえず，心理学の傍流にとどまっているというべきでしょう．なお特筆すべきことに，ユング分析心理学などの影響を受けて，個人のうちに潜む個を超えた意識の領域に注目する「トランスパーソナル（超個）心理学」という心理学の学派を，マズローはいちはやく 1969 年に発足させています．

　マズローやロジャーズやロロ・メイらは，人間の個別的な内面心理を重視する心理学として，アメリカでゆるやかな連合をなしています．なお，これら臨床心理学の学派に対抗して，行動主義にもとづく心理療法をおこなおうとする「行動療法」という学派も存在します．

●参考文献

現象学については,
(1) 竹田青嗣：現象学入門, NHKブックス576, 日本放送出版協会, 1989.
がわかりやすい. さらに
(2) 西研：哲学的思考—フッサール現象学の核, 筑摩書房, 2001.
は, 少しでもフッサールの文章をかじったことのある人間にとってはちょっと信じがたいほどの明快さに到達しています.
　現象学運動については,
(3) 木田元：現象学, 岩波新書, 岩波書店, 1970.
があります.
　フッサールは,
(4) E. フッサール著, 細谷恒夫・木田元訳：ヨーロッパ諸学の危機と超越論的現象学, 中公文庫, 中央公論社, 1995.
が読みやすく, 感動的です.
　ハイデッガーの『存在と時間』は,
(5) マルティン・ハイデッガー著, 細谷貞雄訳：存在と時間, 上・下, ちくま学芸文庫, 筑摩書房, 1994.
あるいは
　ハイデッガー著, 原佑・渡辺二郎訳：存在と時間, 全3巻, 中央公論新社, 2003.
　『存在と時間』の解説は,
(6) マイケル・ゲルヴェン著, 長谷川西涯訳：ハイデッガー『存在と時間』註解, ちくま学芸文庫, 筑摩書房, 2000.
がていねいでわかりやすく書かれています.
　なお, 本章ではあくまでも実存主義的な『存在と時間』の読み方を簡単に示しただけでした. 現象学としての『存在と時間』については, ベナーのストレス論でもう一度ふれます.
　身体の現象学については,
(7) 市川浩：精神としての身体, 講談社学術文庫, 講談社, 1992.
　幻肢痛については,
(8) R. メルザック, P.D. ウォール著, 中村嘉男監訳：痛みへの挑戦, 誠信書房, 1986.
　フランクルの実存分析については,
(9) V.E. フランクル著, 山田邦男訳：意味への意志, 春秋社, 2002.
(10) V. フランクル著, 池田香代子訳：夜と霧, 新版, みすず書房, 2002.
　マズロー心理学については,

(11) A.H. マズロー著,小口忠彦訳:人間性の心理学,産能大学出版部,1987.
(12) フランク・ゴーブル著,小口忠彦監訳:マズローの心理学,産能大学出版部,1972.

第12章

トラベルビーの看護理論

　本章では，トラベルビーの看護理論についてお話したいと思います．
　ジョイス・トラベルビー（1926〜1973）は，もともとは精神科の看護師でした．ご承知のように，精神科では，病原菌をみつけたり，患部を切り取ったりすることが，研究や治療ではありません．つまり，目に見える物質を扱うのではなく，人間の精神を問題にします．
　人間の精神がもつ重要な特徴の1つに，人間精神が外界の物事にさまざまな「意味」を付与するということがあります．
　例えば，紙の上につけられた蛇のようなインクの染みを，中近東の人びとは，「アラビア文字」として読みます．道を歩いている人は，信号機の青いランプの光を「歩け」という意味であるとします．また，戦地で重症を負った兵士にとってこの傷は「祖国へ帰れること」を意味します（ですから，しばしば激しい痛みにも耐えられます）．大部屋の患者の個室への移動は，しばしば「もう長くないこと」を意味します．
　人間のこうした物事に対する意味づけに注目して，人間の精神世界をこうした「意味の世界」とみなす学問，これを「解釈学」といいます．この学問は，今世紀初頭のドイツのディルタイという学者によって，哲学として整えられ始めました．
　人間の「意味への意志」を重視したフランクルの「実存分析」は，実存

主義の影響もさることながら，実はこの解釈学の影響を強く受けています．

トラベルビーの看護理論というのは，このフランクルの実存分析を看護に適用したものです．ですから「意味」，それも「病いの意味」ということに，その考察は集中しているのです．

ここでは，実存哲学とかかわらせながら，トラベルビーの看護理論の内容を，私なりに整理し直すことにします．ただその結果，少々読み込み過ぎになっているかもしれません．もし行き過ぎでしたらお許しを……．

1. 病いに付着するイメージ

考えてみれば，病気というものは，単に病気としてあるだけでなく，それにさまざまなイメージが付着しているものです．

例えば，小説などの影響で，結核にはなにかしら「薄幸で美しい」といったイメージがあります．それに対して，がんには不気味で醜悪なイメージがあり，普通の人は「がん」と聞いただけすぐに「死」と直結させてしまいます．また，エイズには同性愛患者が多かったせいもあって，どこか「不道徳」のイメージが付着しています．

結核のような例外を除くと，ほとんどの場合，病気にはマイナスのイメージが付着しており，それが病気で苦しんでいる人をさらに苦しめることになりがちです．

2. 日常世界における病いの意味

私たちの日常生活では，おおむね病い（病気を病むこと）は「よくない」，「困ったもの」でしかありません．特に私たちが人なみの活動をし

ていこうとすると，病気はその活動を妨げるやっかいものでしかありません．つまり，人なみの世界（世間）では，病いは否定的な評価（意味）しかもたないのです．

　この事情は，医療関係者の世界においても変わりません．いやもっと著しいといってよいでしょう．医療関係者は，夜勤などのきつい労働条件にあり，そうした労働条件では，病気はもっとも大きな障害となります．とりわけ看護師の労働条件は劣悪です．妊娠しただけで師長ににらまれそうな労働環境では，病気になるなどというのは，「不節制」あるいは「たるんでいる」ということになりかねません．ですから，ベテラン看護師というのは，私の目からみると，実に丈夫で病気知らずの人が多いように思います．おそらく病気がちの人は途中で脱落してしまうのでしょう．

　そうした医療関係者の病気に対する態度は，患者の病気に対しても向けられます．病気というのは「悪」であり，われわれ医療関係者はその「悪」と戦っている．病院というのは，病気という「悪」と戦っている，いわば1つの軍隊のようなものなのです．

　病気に対する態度は，病気に対してだけでなく，時にはその病気を病んでいる患者に対しても向けられます．いわく「不節制」で「病気について無知」であり「言うことを聞かない」，だから病気なんかになっていつまでも治らないのだ，など……．機嫌をそこねたら何をされるかわからないと思っている患者は，ひたすら低姿勢でいるしかありません．

　看護師も，しばしば丈夫で病気知らずのベテランか，看護学校を出たばかりの若い人で，体の弱った病人に対して共感する気はあっても（？），共感するための下地となる病いや体力の衰えといった経験がありません．

　ともかく医療関係者には，病いは悪いものであり，一刻も早く治癒すべきものである，という姿勢が蔓延（まんえん）しています．これは「健

康第一主義」とでも言いましょうか．トラベルビーはこうした姿勢を「**治癒志向的な構え**」と呼んでいます．

最近では，この「健康第一主義」が一般社会にも広がりだし，「健康のためにスポーツをし，健康のためにカロリーの少ない和食をとり，健康のために十分な睡眠をとる」人たちまで現れています．もともとスポーツとは遊戯であり，食事はうまいから食べるし，睡眠は眠いからするのです．それを「健康のため」などという大義名分をつけなくては，遊んで食って寝ることもできないような社会は，いわば「健康病」に冒されているというべきでしょう．

こうして患者が属する一般の世界も，看護師が属する医療の世界も，病いというものに対して否定的な意味づけ（評価）しかしていません．

3. 日常世界における看護師と患者の出会い

病気になる前の患者は，いわゆる一般人すなわち，「八百屋さん」であったり，「会社員」であったり，「社長さん」であったり，「奥さん」であったりします．医療関係者も，「お医者さん」だったり「看護師さん」だったりします．医療関係者は，ほとんど外の世界の人と交渉をもちません．両者がたまに会うことがあっても，それぞれの仕事と役目を果たしている大勢の中の1人としてあいさつを交わすくらいです．

さて，一般人が病気になって患者となり，医療関係者の世界に入ってきます．この時はじめて，一般人と医療関係者は本格的に交渉をもつことになります．

しかし，医師は患者という人間をあまり見つめることはありません．医師にとって患者とは「～という病気」をもっている人になりがちです．ですから，あいさつされてもその患者のことを思い出せないが，患部をみると，たちどころに思い出す，なんてことも起こります．いわば，極

端な話，患者とは疾患に付随した人間です．

　看護師も医師と（残念ながら）大差ありません．患者は病棟のベッドの位置と疾患名で把握されます（「〜病棟の〜病の○○さん」）．「患者とは病気を病む（健康問題を抱えた）一個の人間である」という看護診断の原則は，まだまだ十分には浸透していません．

　つまり医療関係者と患者は，いわば治療や看護をしてやる（能動的）人間と，それをしてもらう（受動的）な人間として出会いがちなのです．医学の場合は特に，医師は能動的な主体であり，患者は治療（研究）の対象（材料），受動的な客体とされがちです（なにしろ患者のことを「マテリアル〔研究材料〕」と呼ぶくらいですから）．

4．病いの意味の模索―「人なみ」から自分自身へ

　公衆衛生と臨床医学の進展の結果，現在では医療の焦点は急性疾患から慢性疾患へと移りつつあります．一時的な病気から回復するのでなく，死ぬまでその病気を抱えながら生きていくというのが，今日の私たちと病気とのかかわりあいの一般的なすがたとなりつつあります．

　病いは，私たちがゆるやかではあるが，確実に死へとつながっていることを意識させます．ほかの誰でもない，いまここにいる私自身が病んでいるのであり，そしてほかの誰のでもない，私自身の死へと向かっていくのです．

　こうした状況ではもはや，病い（および死）に対して，これまでのように単なる否定的な評価（意味）づけをしているだけでは，人間は生きてはいけません．人は自分の病いとそれにつながる死に対して，何か肯定的な意味を見いだそうと模索します．

　フランクルは，人間は「意味への意志」をもつと主張しました．病いに苦しむ人間は，まさにこの病いのもつ意味を求める，そうした意志を

もつ存在なのです．

　この意味の模索は同時に，患者が，それまでの人なみに生きている人間（世人）から，かけがえのない自分というものを生きている人間へと転身していくことを意味します．

5．看護師と患者との出会い

　患者が，人なみに生きようとする世人から，かけがえのない自分へと転身していくのに対して，それを看護する看護師もまた，単に看護師としての役割を遂行する人から，かけがえのない自分の人生を生きようとする人間として，患者に対面しなくてはなりません．

　患者が病いという苦難に対して何とか積極的な意味を見つけようとしている時に，それに対応する医療関係者，とりわけ看護者が，病いに対して否定的な意味づけしかしていないのでは，患者という人間は救われない存在になってしまいます．看護者もまた，看護師という役割を脱ぎ去って一個の人間として，病いの意味，さらには死の意味について思いをめぐらす必要があるのです．その時，患者と看護者は，実は人間としては対等な形で対面しているのです．できるならば，看護者の病いへの肯定的な意味づけにうながされて，患者もまた現在，自分を苦しめている病いに対して，何らかの肯定的な意味を見いだしていくのが望ましいのです．

　しかしそれは，あくまでも患者自身が自分で見いだす必要があります．ですから，病いにどんな意味があるのか，トラベルビーはその著書の中で述べようとしません．病いの意味とは，あくまでも患者という人間が主体的に見いだしていくべきものだからです．

　こうして患者と看護師は，人間と人間として出会います．これは，マルティン・ブーバー（1878〜1965）が，人間の根源的関係としてあげ

表12-1 人なみの世界と実存の世界との比較

	病いの意味（評価）	看護者と病人の関係
人なみの世界	否定的意味（評価）	看護師と患者の役割関係 主体と客体の関係
実存の世界	積極的意味（評価）	人間と人間の関係 「我と汝」の関係

た「**我と汝**」の関係といってよいでしょう．

以上の内容を表にしてまとめてみましょう（**表 12-1**）．

6. 看護師と患者の関係から人間と人間の関係への移行過程

看護師と患者が，日常的世界で役割を演じる人（世人）として出会う関係から，人間と人間として対面する関係へと移行する，この過程を，トラベルビーは次のような段階であるとしました．

① 最初の出会い
② 同一性（identity）の出現（両者の間で同じものが生まれてくること）
③ 感情移入（empathy）
④ 同情（sympathy：sympathy の語源は「共に苦しむこと」）
⑤ 打てば響くような親密な関係（rapport）

7. 苦難の意味づけ

病いや死に対する肯定的な意味をみいだしていくこと，実はこれはこれまで宗教が担ってきたことです．いわれのない苦しみ，病い，死，そうした事態に「意味」を与えること，宗教のもっとも大きな働きは，そこにありましたし，また宗教の発展はこの計り知れない不条理ともいえる苦難に，どのような意味づけをするかという点にかかっていました．

ユダヤ教からキリスト教が分裂し展開したのも，ユダヤ教において不

浄とみなされていた生理不順の女性や，らい病患者をイエスが救い，しかもそうした苦難ある者こそ，もっとも神の救いを求める真剣な信者であり，神の恩寵（おんちょう）にもっともふさわしい者であるとした，このことに由来していることを福音書は雄弁に語っています．

　仏教においても，病気と死についての，冷静で，しかも悲しみに満ちた知的認識があることは，トラベルビーがあげている「カラシ種の寓話」からも知れるでしょう．死んだ子どもを生き返らせてほしいと懇願する母親に対して，ブッダ（釈迦）は「弔いを出したことのない家からカラシ種をもらってこい」と言います．方々の家々を訪ねた母親は，やがて死は誰もがまぬがれることのできないものであることを悟るのです．

　「宗教＝非科学的＝くだらないもの」という，それ自体盲信に近い「科学信仰」によって，私たち日本人は宗教を忌避し，みずからの精神の浅さを隠そうとしています．この「科学信仰」における「科学」とは，本来の科学とは何の関係もありません．

　宗教の歴史は，病いや死という苦難をどう意味づけるかの歴史といってよいのです．なにも恐れることはないのです．さまざまな宗教における真摯な問いかけと真摯な考察を学ぶことは，きわめて有意義です．

　最後にみなさんに問いましょう．

　患者がみずからの病いに対して，新たな意味を見いだすのを援助するためには，看護者自身が病いに対して肯定的な意味づけをしていなくては，どうしようもありません．ところで，あなたは病いというものの意味について，これまで考えたことがあるでしょうか．病いを否定的なものとしてしかとらえてはいなかったでしょうか．病いにおいてしかみえない世界と，人間の真実というものに思いを馳せたことがあるでしょうか．自分の死，愛する人の死という問題について，真剣に考えたことがあるでしょうか（これは，私自身に対する問いかけでもあります）．

　トラベルビーの看護論は，こうした根底的な問いかけを私たちに投げ

かけるものなのです．

●参考文献

　「**解釈学**」というのは，もともとはテキスト（文献）を読み解くためのテクニックのことでした．それを1つの哲学的学問へと仕立てあげたのが，ドイツの哲学者のヴィルヘルム・ディルタイ（1833～1911）でした．
　ディルタイは，世界を「物質の世界」と「意味の世界」とに二分しました．自然科学は物質の世界を研究し，因果関係を使って「説明」します．それに対して，ディルタイは，意味の世界は「精神科学」と呼ばれる学問によって研究されなくてはならないと言います．精神科学は意味の世界を，「説明」するのではなく，「理解」し「解釈」するのです．なぜなら意味の世界は，因果関係でつらなっているのではなく，意味の連関でつらなっているからです．意味のつらなりからできているテキスト（文献）を読み解くためのテクニックだった「解釈学」は，意味の世界，すなわち「精神世界」を読み解くための，「精神科学」の根幹をなす学問へと昇格するのです．
　解釈学については，まずディルタイ自身の短い，しかし感動的なこの著作を読んでみてください．
（1）ディルタイ著，久野昭訳：解釈学の成立，以文社，1973．
　　トラベルビーの看護理論は
（2）長谷川浩・藤枝知子訳：トラベルビー　人間対人間の看護，医学書院，1984．
　　ハイデッガーとならんで現代の思想に，静かだが深い影響を及ぼした本に，
（3）マルティン・ブーバー著，田口義弘訳：我と汝・対話，みすず書房，1978，植田重雄訳，岩波文庫，岩波書店，1979．
があります．ここでトラベルビー理論を整理した枠組みは，ハイデッガーの「世人」とブーバーの「我と汝」を対置させることで作りました．
　世界のさまざまな宗教についての概説は，
（4）村上重良：世界の宗教，岩波ジュニア新書，岩波書店，1980．
　　がコンパクトでわかりやすいと思います．

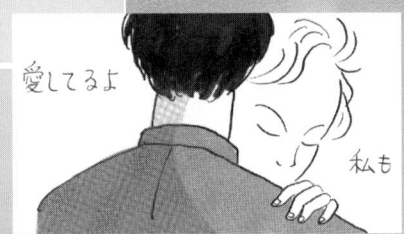

間奏曲 III
ノンバーバル・コミュニケーション

ある男優の話.
その男優はキスシーンになると,何も考えないで相手の唇に自分の唇を押しつけていた. 相手のベテラン女優が忠告した.
「ねえ, あなた. "キス" もセリフの1つなのよ. 『愛しているよ』という気持ちを動作で表すものなのよ」と.

1. ノンバーバル・コミュニケーションとは

「ノンバーバル・コミュニケーション」(nonverbal communication) とは，**言葉によらない**（非言語の nonverbal）**情報伝達**（コミュニケーション communication) のことをさします．例えば，表情や身振りや手振りなどや，信号や標識などによる情報の伝達がそれにあたります．

ある学者の説によると，2人の人間が会話している時には，言葉によって伝えられるメッセージ（コミュニケーションの内容）は，全体の35パーセントにすぎず，残りの65パーセントは，話しぶり，動作，ジェスチャー，相手との間の取り方など，言葉以外の伝達によって伝えられるといいます．

私たちもよく，電話で話していると，どうもよく伝わらないのでもどかしくなったりします．これは，直接会っている時には目にすることができる相手の表情や動作が，電話だと見えないからです．特に外国語を電話で話す場合は，片言の言葉を補うジェスチャーが使えないため，こちらの思っていることを伝えるのに，ひどく苦労したりします．

2. ノンバーバル・コミュニケーションのいろいろ

ノンバーバル・コミュニケーションには，どんなものがあるのでしょうか．以下いくつかあげていくことにしましょう．

1) 周辺言語

これは言葉を話す時のその調子や話しぶりのことです．例えば，同じ言葉でも語尾を上げたり下げたりするだけで，質問の意味になったり反

語的な意味になったりします．「そうじゃないですか？」を語尾を上げて言えば，同意を求める表現ですが，語尾を下げれば，ダメ押しや抗議の意味を含ませることができます．

　アルコール依存症と医師に関するある調査によれば，医師の話し方や声の調子が，アルコール依存症の患者たちにしかるべき治療を受けるように説得することの成否に影響しているそうです．つまり，医師が患者に話す内容より，その話し方のほうがおそらく重要なのです．怒りと焦立ちの感じが声にこもっている医師は，患者の説得に失敗しがちであり，これに反して，その声に心配そうな感じの目立つ医師ほど，患者の説得に成功しているというのです．

2) ボディ・ランゲージ

　ボディ・ランゲージというのは，**意思を伝達するための身振り・手振りなどの体の動き**のことです．ボディ・ランゲージというと，ノンバーバル・コミュニケーション全体のことをさすように思われがちですが，実際はノンバーバル・コミュニケーションの一部でしかありません．

　ボディ・ランゲージにもさまざまなものがあります．

a. 目
　視線と目つき．まさに「目は口ほどにものをいい」というわけです．

b. 動作
　人体の姿勢や動きで表現されるものです．こぶしを振り上げる動作は，しばしば「怒り」や「抗議」を意味します．しかしほとんどの動作は，その文化によって意味することが異なりますし，場合によっては使われる状況によっても意味が異なります．例えば，アメリカでは人差し指と親指で輪をつくると，「OK」を意味しますが，日本では「お金」を意味するし，フランスでは卑猥な意味での「おんな」を意味します．

c. 身体接触

相手の体に接触すること，またはその代替行為による表現．

野球では，よくピンチの投手のところへ行って，コーチがポンと投手のお尻をたたいたりします．「しっかりしろ」，「落ち着いてやれ」といった意味をこめているのです．

病気で寝ている子どものもとに行った母親は，額に手をやり熱をはかります．また枕や布団を直してやります．そうすることで「大丈夫よ，ママはちゃんとそばにいるからね」といったメッセージを伝えることになります．

アメリカでは，以前は新生児は母親から引き離していました．それが近年は，母子の接触をきわめて重視するようになりました．それは幼児の正常な発達のためには，大量の身体接触が不可欠であることが，医学界でわかってきたからです．そのきっかけとなったのは，次のようなことでした（ちょっと長くなりますが，優れた入門書であるマジョリー F. ヴァーガスの『非言語コミュニケーション』〔新潮選書〕からそのまま引用させてもらいましょう）．

　　1920年ごろまでは，設備の整った衛生的な孤児院で，食事を十分与えられても，罹患零歳児の死亡率は，実に100パーセントに近かっ

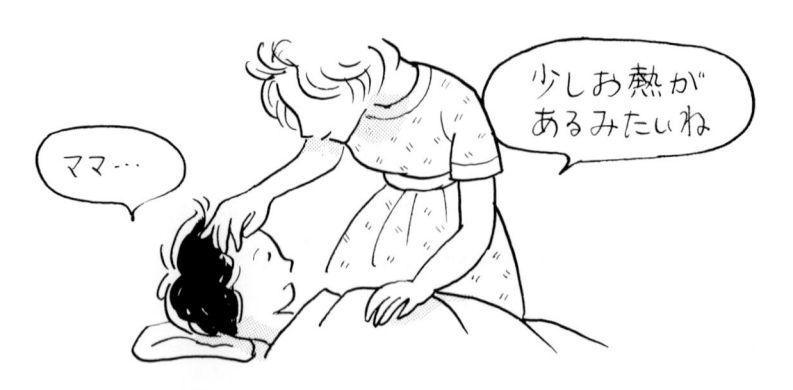

た．この死亡原因は説明がつかぬままに，ギリシャ語の「消耗衰弱する」という意味のことばから「衰弱症（アラズムス）」と呼ばれた．そしてボストンのフリッツ・タルボット博士が，ドイツの小児科病院を訪れ，そこで1人の肥ったおばあさんが，赤ちゃんを自分の腰に乗せるようにして運んでいるのを目撃するまでは，この状態は改善に向かわなかったのである．博士が「あのおばあさんは何者ですか」と尋ねると，院長のアルツール・シュロスマン博士はこう答えたのだ──「ああ，あれはアンナばあちゃんですよ．医学的に万事尽くしても，どうしてもおもわしくない時には，赤ちゃんをアンナに預けるのです．そうするとかならず快くなるのです」と．

　1920年代の終わりごろまでに，アメリカのいくつかの病院の小児科では，入院中の乳幼児のため「母親看護制度」を導入した．入院児たちは，母親による授乳の必要の有無にかかわらず，1日に数時間は母親の待機している部屋に連れてこられた．J. ブレンネン博士は，かつて罹患収容児の死亡率が100パーセントに近かった孤児院に勤めたことのある医師だが，自分の病院では，赤ちゃんはすべて1日に数回は抱き上げ，抱いたままであちこち動きまわり，そして授乳しなければならないと宣言した．ニューヨークのベルビュー病院では，1930年代半ばに小児科病棟に母親看護制度を導入して以来，55パーセントだった乳幼児死亡率が10パーセント以下にまで下がったのである．「衰弱症」の治療法はほかならぬTLC（やさしい，愛情のこもった世話 tender loving care）だったのだ[1]．

d. 対人的空間

　相手とどの程度の距離をとるかは，その人間との親密さを示すことになります．また親しくもない人間に，極度に接近して，そのなわばりの空間を侵すことは，相手に脅威を与える場合もあります．

　このほかにも主に次のようなものが，コミュニケーションに影響を与

えます．

3）人体
コミュニケーションの当事者の身体的特徴．例えば，性別，年齢，体型，皮膚の色，体臭などは，相手のコミュニケーションに大きな影響を与え，それ自体がメッセージをもっています．例えば，乱れた髪で口が臭く，肌のつやがない人を見れば，誰でも「その人は体調が悪い」という情報を得ます．

4）沈黙
何も言わないことが，時には「黙認」を意味することもあり，また場合によっては「拒絶」や「不承認」を意味することもあります．

5）時間
文化的な時間の観念や生理的なリズムも，対人的な関係に影響をもたらします．例えば，南米では30分や1時間の遅刻は「遅刻」でもなんでもありませんが，アメリカでは重大な問題となります．

6）色彩
「情熱の赤」，「クールな青」，「高貴な紫」といった具合に，色彩もさまざまな意味をもちます．また色彩は，人間の生理・心理にさまざまな影響を与えます．

3．あらゆるものが意味をもちうる

ノンバーバル・コミュニケーションの考え方で重要なのは，状況によっては，**言葉ではないものが，言葉と同じように物事を伝えることが**

できるということ，つまりあらゆる物事が意味をもちうるということです．ですから，情報を伝達できるものは決して上記のものに限られるわけではありません．状況によって，あらゆるものが情報や意味をもつことができます．また逆にいえば，「言葉でないことば」がもつ情報や意味は，状況によって異なってきます．

　例えば，車道にはみ出して歩いている子どもたちの後ろを走っている車がクラクションを鳴らしたら，「危ないぞ」とか「どけ」とかいう意味でしょう．しかし，2台の車が道を譲りあって鳴らした場合には，「どうぞお先に」，「ありがとう」という意味になります（この情報伝達はライトの上げ下げでもできます）．

　また状況によっては，物事はそれがもつ本来の意味とは別の意味をもつこともあります．

　例えば，自分の病気の見通し（予後）に不安をもっている患者にとっては，「点滴の色が変わった」とか「個室に移された」ということは，単にそのことを意味するだけでなく，「病状が悪化した」とか「もう長くない」ということを意味するでしょう．

　また，上司の命令を受けて部下がせかせかと走るのは，「急いでいる」というだけでなく，「あなたの命令を一所懸命になってやっています」

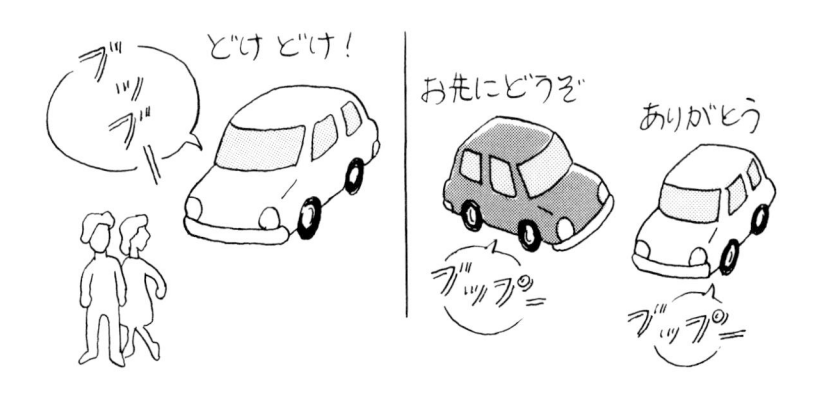

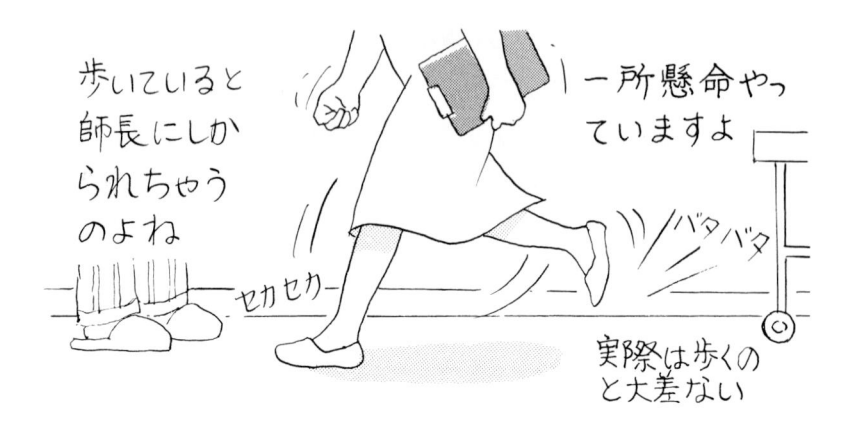

という意思表示にもなります．およそ日本人，特に日本女性は不必要な駆け足をしがちです．つまり，歩くのと大差ない駆け足をよくします．これは単に急いでいるだけでなく，「一所懸命にやっています」という意志表示をすることで，上司やお客から「さぼるな」とか「早くしろ」とか言われないようにしているとみることができます．

（最近，ある中国映画を見ていたら，主人公の看護師が忙しく働いている場面なのに，スタスタ歩くだけで全然走らないので驚きました．どうやら走るのは「みっともないこと」とみなしているようです．おそらく日本映画なら，同じ場面でやたら足をばたつかせている看護師が登場したことでしょう）．

4. ある看護研究の失敗

ある看護学校の話です．

その学校の教員は，患者が入院してきた時，看護学生が足をお湯で洗う（足浴する）と，そのあとの患者とのやりとりが大変スムーズになる，ということに気がつきました（すばらしい着眼です）．彼女たちは，これをなんとか一つの研究のかたちにできないかと思いました．そこで彼

女たちは，なんと足を洗ってもらう患者の体温や血圧など（バイタルサイン）の変化を調べ，グラフにしたのでした．しかし結局，なぜ患者と看護学生とのやりとり（コミュニケーション）がうまくいくようになったのかは，よくわかりませんでした．足を洗ってもらって（血液の循環が良くなったりして）気持ちよかったのだろう，というような結論が出てきただけでした．

5. 失敗の原因

　この研究の失敗の原因は，ほぼ次の3つであったように思われます．
　1）論文には，グラフがなくてはいけないと思い込んでいた．
　看護研究者は，しばしば医学の研究の仕方をお手本にしがちです．また，医師も自分のほうが研究者として優れているという思い込みが強いため，あれこれ口を出します．その結果，統計やグラフがないと論文ではないと思い込んでいる看護研究者が多くいます．ここで，論文というものについての私の考えを述べておきましょう．
　論文とは，問題を提示して，それに対して説得的な解答を与えるものです．グラフや統計は，説得的であるためのあくまでも手段にすぎません．説得的であるかどうかを決めるもっとも重要なことは，「話のすじが通っている」（論理的である）ということです．どんなに統計やグラフを使ったとしても，話のすじが通っていなくては意味がありません．
　また論文であるためには，問題がなくてはいけません．何を問題にするかもはっきりしないまま，だらだら関係していそうなことを羅列しても論文ではありません．
　論文を書こうと思ったら，まず「〜は〜であるか？」とか「〜とは何か？」とか「〜は，いつ〜したか？」とか「〜はどうなっているか？」というように，論文の扱う問題を設問形式にし，それに答えていくように

記述するのが一番わかりやすい書き方です．「～は～だ」というのが結論であり，「なぜならば～だから」というふうに，論拠やデータをあげていくのが本文になるわけです．また「これまでは，この問題に対してはどう答えられていたか」について書いたのが，研究前史（これまでの研究）です．普通は，問題提示，研究前史，本文，結論の順で書かれます．自然科学系の論文の場合，問題，解答（結論），証拠（本文）の順で書かれることもあります．

　論文の価値を決めるもっとも大事なことは，論文の長さでも統計処理の量でもなく，その論文が扱う問題がおもしろいか（意義のあることか）どうかです．

　例えば，「最近の若者は原宿と浅草とどちらを好むか」という問題を提示し，統計を使って「最近の若者は原宿を好む」という結論を出した論文があったとします．記述の手続きがどんなに学問的であったとしても，「そんなこと当たり前じゃないか」と誰もが思います．ですから，その論文の価値はたいへん低いと言わざる得ません．むしろ「なぜ若者は原宿を好むのか」という問題に答えようとするならば，もっと価値がある論文となります．

　さてこの看護研究の場合，その問題とは何でしょうか．「看護学生が足浴をすると，なぜ患者と看護学生との間のコミュニケーションがうまくいくようになるのか」です．すばらしい問題設定です．さまざまな広がりがこの問題の中にはらまれている，そんな予感を与える問題設定です．

　さて，この問題をもう少し分解してみましょう．ここでは，
　「足浴 → 患者と学生の良好なコミュニケーション」
という繰り返し起きた経験があります．すると「本当にそうか」という疑問がわいてきます．ですから，ある程度事例を集めて，足浴をした場合としない場合，コミュニケーションに差が生じるか調べる必要がある

でしょう．さらに良好なコミュニケーションとは，どういうことを意味しているのかをはっきりさせなくてはいけないでしょう．

そしてもっと重要なのは，「足浴」を人間のコミュニケーションに影響を与えるものとしてとらえなおすことです．そこに研究の失敗の2番目，3番目の原因が関係してきます．

2)「足浴」を医学的あるいは医療的処置だと考えていた．

医学は，19世紀の後半から生理学や生物学の手法を使うことで「科学」としてみずからの地位を確立してきました．その結果，自分たちがしている治療を，医学的・生理学的な処置として解釈しがちです．看護師も医師の影響を強く受け，自分たちのしている看護を，つい医学的な処置の一環としてとらえがちです．

この看護研究の場合も，足浴はコミュニケーションに影響を与えるものとして考えられていたのにもかかわらず，結局研究においては，医学的な処置とみなし，バイタルサインに現れるような生理的な影響だけを問題にしています．そうした，単なる生理的な医学処理にされてしまった看護活動が，文化的なコミュニケーションの問題とつながらないのはむしろ当然でしょう．

よく看護学では，看護は生物・心理・社会的な統一体としての人間に働きかけるのだとされます．しかし実態は，このように人間のありかたを生理学へと還元する傾向がまだまだ強いように思われます．

3)「足浴」がコミュニケーションの手段となっていることに気づかなかった．

この看護研究をした教員は，全員「ノンバーバル・コミュニケーション」という言葉は知っていました．しかし，その意味は理解してはいなかったようです．入院したばかりの患者に対する足浴という行為は，単に足を清潔にするという以上の意味をもっていると思われます．おそらく，「よくいらっしゃいました」とか，「私に気兼ねする必要はありませ

んよ」とかいうメッセージを伝える働きをしていると考えられます．

　また，足浴は同時に足への接触（タッチング）を必然的に伴います．急に訳もなく患者の体に触れるのは，かえって不気味でしょう．しかし足浴では，その接触（タッチング）を足の洗浄という作業によって自然におこなうことができます．そしてこの接触によって，患者との距離を縮め，親密さを表現できるでしょう．接触が患者がもっているであろう殻や仮面を壊す働きをしていることでしょう．

　こう考えてみるなら，患者への接触を含む看護行為はいくらでもあるわけで，それらの看護行為との比較も可能となるでしょう．例えば，洗髪や体を拭くこと（清拭）も，基本的に患者への接触を含みます．そうして，看護行為が看護師と患者との関係にどのような影響をもたらすかを調べ，足浴との比較をすることも可能でしょう．

　また，足浴がノンバーバル・コミュニケーションの1つであるという観点から，この足浴の前後の患者と看護学生との間の会話をテープレコーダーなどで記録して，分析することもできるでしょう．会話の頻度，内容，親密さなど，いくつかの指標を立てれば，数値化することもできるかもしれません（もし，足浴をした場合としない場合の比較ができるなら，より説得的なものとなるでしょう）．もちろん，患者が足浴によってどんな感情をいだいたかを聞くことも意味があることでしょう[2]．

　こうしてノンバーバル・コミュニケーションという観点を採用することで，看護の活動のもつ意味の，これまでとは違った局面がみえてきます．またノンバーバル・コミュニケーション，特にボディ・ランゲージへの注目は，患者との面接や対応の技術をいっそう高めるのに役立つことでしょう．

　このノンバーバル・コミュニケーションの考え方のもたらす新たな世界を，ともに学んでいきたいものだと思います．

●参考文献

（1）マジョリー F. ヴァーガス著，石丸正訳：非言語コミュニケーション，新潮選書，新潮社，1987．
　教科書風に書かれており網羅的でありながら，とても読みやすくおもしろい．本章の前半はこの本に依拠しています．
（2）ジュリアス・ファスト著，石川弘義訳：ボディー・ランゲージ，知的生き方文庫，三笠書房，1985．
　通俗的ではあるが，たいへん読みやすい．
　日本や欧米以外の身振り言語についても知るには，
（3）野村雅一：ボディランゲージを読む，平凡社，1994．
　巻末の文献案内も役に立つ．
　また論文の書き方については次の本が役立ちます．
（4）木下是雄：理科系の作文技術，中公新書，中央公論社，1981．
（5）戸田山和久：論文の教室―レポートから卒論まで，ＮＨＫブックス，日本放送出版協会，2002．

●注・引用文献

1）文献（1），pp.119 〜 120
2）幸いにもこの私の批判はすでに的外れなものになりつつあるようです．「足浴」をノンバーバル・コミュニケーションの 1 つとみなす研究が現れつつあるからです．こうした方向の研究をもっともっと応援したいものだと思います．

V. 文化人類学と看護理論

　人はそれぞれがもつ固有の文化のなかで暮らし生きています．病人もその固有の文化のなかで病んでいます。マデリン・レイニンガー(Madeleine Leininger, 1925〜)はこのことを文化人類学から学び，それを看護に適用しようとします．つまり病人をその文化にふさわしい形でケアしようと提案するのです．

　まず最初に文化人類学と医療社会学の基本的な考え方をみます[1]．その上で，それを看護に適用したレイニンガーの看護理論をみることにしましょう．

　これまでの看護理論の多くは病棟での看護をイメージしてきました。しかし，老人医療や地域看護など，これからの看護は，病棟の枠から飛び出して，家族や地域などのコミュニティを対象にするようになるでしょう．その際，文化人類学や医療人類学の知識は不可欠なものとなるにちがいありません．

第13章

文化人類学とレイニンガー看護論

1. 文化人類学と医療人類学

1) さまざまな民族の学

　15世紀から17世紀にかけての大航海時代から，西ヨーロッパの諸国は，ポルトガル・スペインを筆頭にして，新天地を求めて競ってアジア・アフリカへと航海し，そこを征服して植民地にしていきました．スペインの覇権を打ち破ったオランダ，イギリス，のちにはフランス，ドイツなどの列強が広大な植民地を19世紀にはもつにいたりました．

　こうした征服地・植民地でヨーロッパ人は自分たちとは異なる住民のさまざまな風俗・習慣を目にしました．最初にそこを訪れたのは征服者（軍人）でした．次に商人が来て，その次には宣教師たちが来ました．彼らからの報告は本国に集められました．ヨーロッパしか知らなかった人々は，彼らからみたら「珍奇な」風俗・習慣や宗教をもつ人々の存在を知ります．そうして，それまでヨーロッパを基準として考えていた「人間」というものについて考えなおさなくてはいけなくなりました．

　そこに，ヨーロッパだけでなく世界中のさまざまな民族の風俗・習慣などを比較・説明する学問「**民族学**」が生まれました．この学問は民族

の社会・経済・宗教などの「文化」の比較考察から「人類」というものについて考えることから，**文化人類学**とも呼ばれます．

2) 安楽椅子から現地調査（フィールドワーク）へ

　当初の民族学では，海外から集められたさまざまな情報を，本国の書斎で，いわば「安楽椅子」に座ってまとめ上げるというスタイルが主流でした．イギリスのフレイザー（James George Frazer, 1854～1941）は，『金枝篇』（初版 1908 年）[2]という本を書きました．この本で彼は，世界各地の民族資料を縦横に駆使して，王殺しのテーマを中心に，原始文化あるいは未開文化における王権の問題，死と再生の観念，呪術と宗教の関係などを論じました．フレイザーはあくまでも本国イギリスにいて，世界のさまざまな風俗・習慣の情報からその論を立てました．

　マリノフスキー（Bronislaw Kasper Malinowski, 1884～1942）は，このフレイザーの『金枝篇』を読んで感激し，人類学を修めるために，はるばるポーランドからイギリスに渡りました．そしてさらに 1914 年，彼はオーストラリア（元イギリスの植民地でイギリス連邦の一国）に渡り，そこを拠点にして野外調査を始めました．ところが同年，第一次世界大戦が勃発して彼はイギリスに帰国できなくなってしまいました．

　仕方なくマリノフスキーは東ニューギニアのトロブリアンド諸島というところで，1915 年から 1916 年にかけて，さらに 1917 年から 1918 年にかけて 2 度の長期現地調査をしました．最初の調査では，ピジン・イングリッシュ（現地人が使う簡単な英語）[3]を使っていたのですが，第 2 回目の調査では，マリノフスキーは現地語を自由に操って調査しました．

　帰国後マリノフスキーはトロブリアンド諸島での調査をもとに，『西太平洋の遠洋航海者』[4]をはじめとする著作をぞくぞくと発表し，人類学者としての地位を確立しました．

この現地に住み込み，そこの言葉を使って生活しながら調査することを，文化人類学では「**現地調査**」（フィールドワーク）と呼んでいます．マリノフスキーの調査以後，文化人類学者は必ず現地でそこの言葉をマスターして長期間住み込み，住民たちの生活に参加しながら観察（参与観察）しながら研究していく，というスタイルが確立しました[5]．

3）文化の内側からの理解

　安楽椅子から現地調査への研究方法の転換は，さまざまな風俗・習慣の理解の大きな転換でした．それまでは諸民族・諸部族の風習は，それが本来おかれていた住民の生活から切り離されて集められ，研究者の頭のなかで整理（切り貼り）されていました．しかし，研究者が現地に長期滞在するようになると，現住民の一見奇妙にみえる振る舞いが，しだいに現地人の目で理解できるようになったのです．

　つまりそうした風俗・習慣などをあくまで現地の住民の生活のなかで理解できるようになったのです．傍観者的に外から，奇妙な振る舞い，例えば「裸踊り」とかにみえたことが，「雨請いの儀式である」とか，「体に灰を塗りたくっている」とみえたことが「儀式の前に体を清めているのだ」というふうに，生活している住民の観点から理解できるようになったのです．こうした立場の転換を人類学ではしばしば，「**エティック（etic）な立場からイーミック（emic）な立場へ**」という言い方をします．それについてすこしふれましょう．

4）イーミックな立場とエティックな立場

　ことば（言語）の音声を分析していく時，2つのレベルがあります．まず第一のレベルは，その音声をできるだけ客観的に記録・分析していくことです．例えば，発音記号で音声を表記するようなことを考えてください．これを「**音声学**」（phonetics）といいます．もう1つのレベルは，

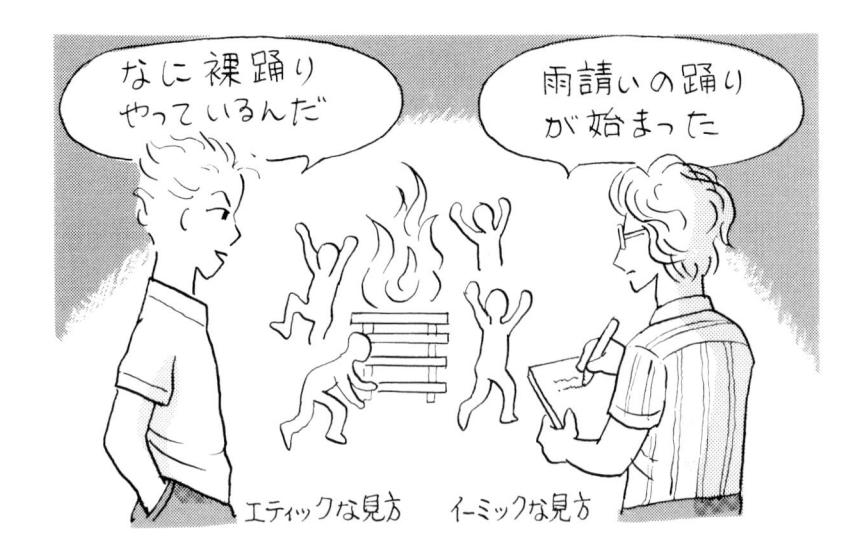

そうした音声を使っている人々がどのように意識し認識しているかを分析するレベルです．これを「**音素分析**」(phonemics) といいます．

　例えば，日本語の「肩」[kata] の [k] の音は，音を発する時，声帯を振動させる音，すなわち，有声音です．他方，「中」[naka] の [k] の音は，声帯を振動させない音，すなわち無声音です．音声学的にみれば，実はこの2つの音は別の音声です．しかし使っている私たち日本人にとっては，この2つは同じ音として意識されています．

　もっとよく指摘される例をあげましょう．[r] と [l] は音声学的には別の音です．英語では区別されていて，例えば rice は「米」ですが，lice は「シラミ」です．しかし日本語では [r] と [l] は区別されず，同じ音として意識されています．おかげで私たちはときどき，「私はシラミを食べます」なんて言ってしまって米人に驚かれたりするわけです．

　文化人類学では，この音声の分析する2つの立場を，言語だけでなく，文化現象全般について立場の違いにも当てはめます．すなわち，**文化現象を外から観察者の立場に立ち，記述したり，分析したりする見方**を

「エティックの立場」（音声学 phonetics から取って etic としたもの）と呼び，他方，**内側から住民自身がどう意識しているかを調べていく見方**を「イーミック（エミック）の立場」（音素分析 phonemics からとって emic としたもの．正しい発音はエミックではなくイーミック）と呼ぶのです．

近代的西洋人が他の文化をもつ民族のもとへ調査に行くと，最初は「エティックな立場」に立って，西洋文化の立場から他民族の行動などを見ています．しかし次第に，「イーミックな立場」に立ち，その民族の文化理解に基づいて住民の振る舞いを理解するようになります．しかし完全に住民になりきってしまってはおそらく研究になりませんから，部外者としての眼は，彼が住民ではなく研究者であることを支えています．ですから，文化人類学とは，このイーミックな立場とエティックな立場の両方を使うことで，いわば「複眼的に」文化や社会を理解し，立体的に把握しようとする学問だ，と言っていいでしょう．

5) 医療人類学

文化人類学とは，世界のさまざまな民族のもつ文化や社会について比較・研究する学問でした．このさまざまな民族がもつ文化のうち，とりわけ医療に着目して，さまざまな民族のもつ医療のあり方を比較・研究する学問を「医療人類学」と呼びます．具体的には，異なる文化や社会的背景を有する人々が，病気の原因をどのように考え，そして病気になった時にどのような行動をとり，どのような治療を受けるべきだと考えているか，などを扱います．

西洋では西洋医学は他の科学と同様に普遍的であり，それゆえ西洋以外の地域でも無条件に受容されるだろうという信念がありました．しかし西洋医学を身につけた医師たちが実際に西洋以外の地域におもむくと，この予想はくつがえされてしまいました．これらの地域では西洋医学はなかなか受容されなかったり，受容されても変形をこうむったりし

たのです.

　それだけではありません．これまでの西洋医学では説明できないような病気がそこには存在しました．こうして西洋医学の普遍性に対する信仰が揺らぎだしました．そして病気とその治療はそれぞれの文化によって異なった多様な現れ方をする，その現れ方をよく調べなくてはいけない，ということが意識されるようになりました．こうしてさまざまな文化における医療のありかたを研究する「**医療人類学**」という学問が誕生したのです．

6)「疾患」と「病い」

　文化人類学では，近代西洋人が他の文化をもつ民族のもとへ調査に行くと，西洋文化の立場から他民族の行動などをみる立場（エティックな立場）から，その民族の文化を理解してその民族の行動などをみる立場（イーミックな立場）へ移行していくことはすでに述べました..

　医療人類学でも，病気というものは，このエティックな立場からみる場合と，イーミックな立場からみるのとでは，異なったものとして現れます．例えば，西洋医学的にみれば「ストレスの症状」と思えるものが，現地の人間には「肩こり」としてとらえられていたりします．

　医療人類学では，エティックな立場からみた病気を「**疾患**」（disease）と呼びます．またイーミックな立場からとらえられた病気のことを「**病い**」（illness）と呼んでいます．

　つまり，「**疾患**」とは，**病理学的に（つまりエティックな立場から）とらえられた病気のこと**，すなわち，西洋近代医学からみた病気のことです．例えば「風邪」という「病い」も，西洋医学からみれば「ウイルスによる上気道感染」とか「咽頭炎」とか「扁桃炎」などの「疾患」の名前がつけられるでしょう．

　また「**病い**」とは**（イーミックな立場からみた）普段の生活のなかで住**

民が病的だとみなす状態のことです．すなわち，社会文化的な意味での病気のことです．例えば，「風邪」とか「肩こり」というのは，私たち日本人の「病い」です（西洋人には「肩こり」という「病い」は存在しません）．

7) 説明モデル

　西洋医学からみた病気と患者からみた病気とが違うように，その病気の原因と対処についての考えも観点によって異なってきます．このことをクラインマン（Arthur Kleinman, 1941 ～）という医療人類学者は「説明モデル」という概念を使って明らかにしています．

　「**説明モデル**」（explanatory model）とは，「臨床的過程にかかわった者すべてが用いる病いのエピソードやその治療についての考え方で，不健康の時には，病因についての説明，症状の出方の様式，病態生理的経過，自然史，重篤度，治療法などを含み，医師も患者も影響を受けるもの」をいいます．要するに，どうして病気になったのか，これからどうなるのか，どうしたらよいのか，など，病気の説明，病気に対する考え方のことです．

　さきほどの「風邪」を例にしてみましょう．

　私たち日本人は，しばしば「冷たい風にあたったから風邪をひいた」などと言います．しかし医学的にはウイルスや細菌の感染などに原因を求めます．また私たちは，しばしば「風邪」に対してはすぐに薬をのんだり注射をしてもらったりしたがります．しかし医学的にみると，そうした処置は無用だったりかえって危険なこともあり，むしろ安静にして自然治癒を待ったほうがよい，とされることがしばしばです．つまり医師の説明モデルと素人の私たちの説明モデルには次のような違いがあるわけです（表13-1）．

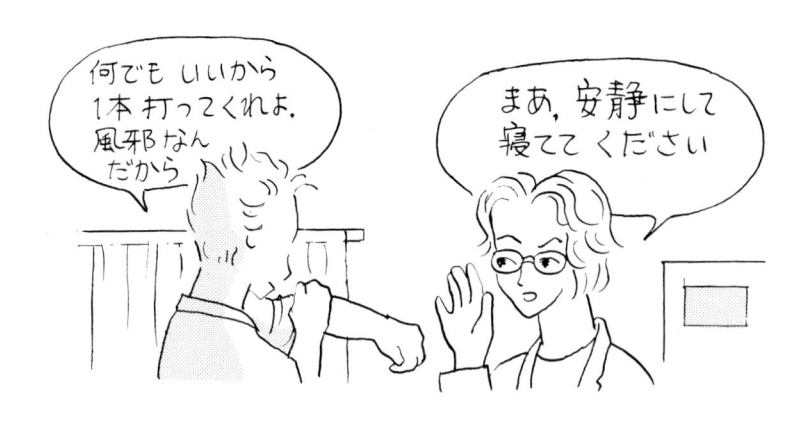

表13-1 病気の説明モデルの違い

説明モデル	病名	病因	対処
西洋医学（疾病）	上気道感染	ウイルス・細菌の感染	自然治癒，解熱剤
素人（病い）	風邪	冷たい風にあたった	注射を打ってもらう

8）患者教育の失敗

　看護や医療の世界では，しばしば「患者教育」という言葉が掲げられます．しかしその際，患者は病気についてまったく無知つまり白紙の状態であり，それに医学的な「正しい知識」をうまく注入してやればいいのだと考えていると，多くの場合，そうした患者教育は失敗しがちです．なぜかというと，患者はほとんどの場合，自分の病気について何かしらの考え，つまりこれはどういう病気で，何が原因でどうしてもらえば治るか，ということをあらかじめイメージしているからです．

　そんなものは邪魔だと言っても始まりません．患者が自分の病気に対して，どんな病気かどうしてもらえばいいかについてのイメージ，すなわち，おぼろげであれ，一種の「説明モデル」をもっていなくては，そもそも，外科か，内科か，皮膚科か，どの科に受診するかもおぼつかないでしょう．

自分が病気になったときのことを考えてみてください．頭が痛い，吐き気がする，足が痛い，などさまざまな身体的な苦痛がある時，まずそれが「病気」であるとの判断が必要です．身近な人や，家庭医学書や，薬屋さんに相談したりしながら，「これは（医者にかかるだけの）病気だ」という判断がつかなければ，人は受診に行きません．

ですから医者にかかりに来た時には，患者はすでに患者なりの自分の病気に対する考え（説明モデル）をもっているのであり，もっているからこそ，医者にかかりに来たのです．それを無視して医療者が自分たちが正しいと思い込んでいる知識を，まるで白い紙（タブラ・ラサ）に書き込めるかのようにイメージすると「患者教育」は失敗してしまいます．

9) 説明モデルの争い

素人（しろうと）の患者の説明モデルを，医療関係者が「単なる無知」として無視していると，患者教育がうまくいかないだけでなく，治療が逆にかえってうまく進まなくなることもあります．

例えば，クラインマンたちはこんな事例をあげています[6]．

ある白人女性患者（60歳）は，「肺に水がたまった」と医師に告げられました．すると，彼女は排尿（失禁）と嘔吐を繰り返しました．なぜ彼女がこんなことをするのかわからなかった治療側が，彼女によく聞いてみると，なんとこの患者は，肺は直接，胃と膀胱につながっていると思っていたことがわかりました．彼女は失禁と嘔吐が肺から水を出すのに有効だと思って，これを繰り返していたのです．彼女の考えのなかでは，疾患におかされた肺が他の器官ととんでもない具合につなぎ合わされていたわけです．

この事例にみられるように，医師と患者との説明モデルの齟齬（そご）は，治療の進展を妨げることがよくあります．患者が医師や看護師など治療スタッフの言うことを聞いてくれないことを「**ノン・コンプライア**

ンス」といいます。この「ノン・コンプライアンス」の原因の1つに，患者と医療スタッフとの間の説明モデルの不一致がしばしばあるのです．

　クラインマンたちがあげた白人女性患者の例はあまりに極端で，むしろ患者の説明モデルが無知のなせる業であるかのような印象を与えるものになってしまっています．しかしこんな極端な例ではなくて，長年の自分の病気とのつきあいから自分の病気に対して医師以上に熟知している患者も，しばしばみられます．また，西洋医学の説明モデルが必ずしも常に正しく有効とは限らない場合も，病気によってはあるかもしれません．例えば，私は腰痛もちですが，少なくとも腰痛に関しては，西洋医学よりも針治療のほうが有効で，その治療もそれなりの高度な説明体系をもっているように私には思えます．

　また東アジアの人間にみられる現象なのですが，ストレスなどが心の問題としてではなく，肩こりや腰の痛みといった症状として現れることがあります（こうした心の問題が体の問題として現れることを「**身体化**」といいます）．このとき患者は肩こり・腰痛への医学的処置を求めています．もし医師がそれを精神的な病気であると診断したりすると，東アジア系の患者はひどく侮辱されたと感じることがしばしばですし，患者の反発を招いてしまったその治療の継続は困難になるでしょう．医師が，患者の説明モデルを無視して，自分の説明モデルを患者に強要すると，治療行為の継続が難しくなることが多いのです．

10) 患者の説明モデルを知る方法

　こうした齟齬をさけるために，まずは患者がもっている説明モデルを把握する必要があります．そこで，患者の説明モデルを知るために，クラインマンらは次のような質問を患者にすることを勧めています[6]．

　1) あなたは病気（症状）の原因は何だと思っていますか．

　2) 症状が現れた日時について，その時に現れた特別の理由が思い当

たりますか.
3) その病気(症状)は, あなた自身にとってどのような影響をもたらすと思いますか. それはどういうふうに起こると思いますか.
4) 病状はどのくらい重いと考えていますか. そして, 治るまでどのくらいの期間がかかると思いますか.
5) どのような治療を受けるべきだと考えていますか.
6) 治療で得られる効果のうち, あなたにとって何がもっとも大切ですか.
7) この病気によって引き起こされた最大の問題は何ですか.
8) この病気について, あなたは何をもっとも恐れていますか.

ところで, この説明モデルの概念は, 患者の説明モデルと西洋医学のモデルのずれだけを問題にするのではありません. 同じように高度に発展した医学でも, 説明モデルが異なるものがあります.

例えば, 西洋医学と同様に高度な発展をとげた漢方医学は, 西洋医学とはいちじるしく異なった説明モデルをもっています. 漢方医は「陽」と「陰」からなる体のバランスから病気を説明します. それに対して, 西洋医は特定の器官に作用する病因から説明します. また, 漢方医は漢方薬によって体のバランスを回復するよう対処するのに対して, 西洋医は病因を除去することをめざします. また同じ西洋医でも, どこを専門にしているかによって, 同じ病気に対する説明モデルが違ってくる, ということがないとは限りません.

11) 多元的医療体系

近代西洋医学を相対化する医療人類学の観点からみると, 一般の人々が西洋医学だけではなく, 実はさまざまな医療システムを同時かつ選択的に利用していることがみえてきます. 病気治療の専門家でも, 西洋医だけでなく, 漢方医もいれば, 宗教的治療家も存在しています. またこ

うした専門家だけでなく，町の薬局の「おじさん」・「おばさん」（必ずしも薬剤師とは限らない）の助言というのも私たちの健康維持の行動に大きな影響をもっています．さらに家族の助言・診断・看護はもっと大きな働きをしています．

　私たちは，こうしたさまざまな医療システムを，病気が軽いか重いか，急性か慢性か，などの症状などで，選択的に使い分けています．

　例えば，初期の軽い病状なら家庭内で治そうとしますし，薬局での助言にしたがって薬を服用してすまそうとします．しかし急性で重篤な時には，西洋医にかかります．急性ではなく，しかも西洋医の過激な処置がいやな場合には，漢方薬を飲んだり漢方医にかかります．どうやっても治らない，原因不明な病気の場合には，民間療法や宗教的治療者に助けを求めたりします．

　また，ここまで多様な医療体系が混在していない地域であっても，少なくとも西洋医学の医療システムとそれまでの土着の医療システムとの2つのシステムが併存している事態は必ずと言っていいほどみられます．実は西洋社会も，西洋医学の医療システムだけが一枚岩で存在しているわけではありません．例えば，ヨーロッパのスーパーマーケットに行くと，そこにはさまざまな効能（ダイエット用・高血圧用・リラックス用・安眠用などなど）をもつハーブティとか浴用剤とかが，所狭しと並んでいます．西洋人も，重度の病気ではなく健康維持を目的とする時には，こうした「魔女の伝統」に由来するような民間療法を使っているのです．

12) 人はその固有の文化のなかで病む

　さて文化人類学は，人間はそれぞれがもつ固有の文化のなかで暮らし生きていることを明らかにしました．さらに医療人類学は，その文化にはその文化固有の「病い」があることを明らかにしました．人間は医学

的な疾患を「病む」のではなくて，その文化のなかで「病む」のです．「病い」がその文化に固有のものとしてあるなら，それに対するケア（看護）もその文化によって異なってくるでしょうし，その文化にふさわしいケアが求められなくてはなりません．レイニンガーの看護理論の発想の核はここにあります．

2. レイニンガー看護理論[7]

　私たちはすでに，エティックな立場とイーミックな立場についてみました．西洋人がエティックな立場から病気をみると，疾患（disease）として現れますが，イーミックな立場からみると，それは病い（illness）として現れます．それに対する治療のあり方も，エティックな立場からなら，生物医学による西洋医学的治療となりますが，イーミックな立場では伝統療法・民間療法が主流となります．

　同じように看護も，エティックな立場からだと西洋医学に基づくケアとなりますが，イーミックな立場からだと，その文化固有の伝統的なケア（**文化ケア**）となります．その文化固有の病いと治療とケアのあり方を無視して西洋医学による診断と治療と看護を押しつけても，それは決して受容されないし，時によっては逆効果となってしまうこともあるのです（**表 13-2**）．

　人々の振る舞いを文化の外側から客観的にみている（エティックな）立場と，文化の内側からそれを理解する（イーミックな）立場との両方

表 13-2　エティックな立場に基づくケアとイーミックな立場に基づくケア

立場	病気	治療	看護
エティックな立場 イーミックな立場	疾患 病い	生物医学的治療 伝統的治療・民間療法	西洋医学にもとづくケア 伝統的文化のケア（**文化ケア**）

をもちながら，複眼的に文化の厚みをとらえていこうとするのが文化人類学の考え方でした．その考えを医療文化にあてはめたのが，医療人類学でした．

レイニンガーの看護理論とは，この医療人類学の考え方をさらに看護に適用したものにほかなりません．

レイニンガーの看護理論の核心を簡単に言うなら，次のようになります．

看護師も病人に対して外からのエティックな立場に立っていてはだめである．病人がどんな病いの文化のなかにあってどんな「病い」を病んでいるのかを理解して，すなわち文化の内側からみるイーミックな立場に立って，看護に基礎となるケアを考えなくてはいけない．それぞれの民族にはそれぞれの文化固有のケア（文化ケア）がある．看護師はそれを理解したうえで，病む人にふさわしいケアを模索していかなくてはならない．

そこでレイニンガーは，「見知らぬ人-友人モデル」というものを提唱しています．これは，見知らぬ人，つまりエティックな立場に立つ人から，友人，つまりイーミックな立場に立つ人へと，看護師は変わらなくてはいけないということを言っているのです．

また，レイニンガーは「民族看護学」というものを提唱しています．これは要するに「民族学」（文化人類学）の影響を受けた看護学のことです．「看護人類学」と言ってもよいものでしょう．彼女は，「民族看護学」は「観察-参加-再確認」の段階をふむと言っています．これは，外から見た観察から，さらにその文化の中に住み込んで参与的な観察をし，さらにその理解が正しいかを，土着の人々に聞いて再確認しなくてはならない，ということを述べたにすぎません．

レイニンガーによれば，看護師は，専門的な医療のシステムと土着の医療システムとの間に立っています．土着の文化固有のケアのありか

た(**文化ケア**)がその病気にふさわしいものなら，看護師はそれを保持し，維持しなくてはいけません(**文化ケアの保持・維持**)．また，時には，それを尊重しつつも，西洋医学のやり方もうまく取り入れたりする必要もあるでしょう(**文化ケアの調節・取引**)．あるいは，土着のケアのあり方を理解しつつも，できるだけ抵抗のないかたちで，それをより健康維持にとってふさわしいものに変えるよう努力することもあるでしょう(**文化ケアの再パターン化・再構築**)．これが，その医療文化とそれに固有のケアのあり方(文化ケア)に常に配慮した看護ケアだというわけです．

サンライズ・モデル

　人類学はさまざまな民族のあり方を比較することで「人間」というものをとらえなおそうとしています．それと同じように，レイニンガーも，さまざまな文化に固有のケアのあり方(文化ケア)を調べていくことで，そうした文化の違いを超えた普遍的なケアのあり方がみえてくると考えます．

　彼女はこれを，「**サンライズ(日の出)・モデル**」という奇妙な言い方と図で表しています(**図13-1**)．その意味するところは，次のようなことだと思われます．どの地域でも昇る太陽そのものに違いはないだろう．どこでも太陽は同じだ．それと同じように，ケアの本質はどこでも同じでそれは普遍的なものだ．しかしヨーロッパの石造りの都市を照らす朝日と，熱帯の草葺きの集落を照らす朝日と，北極の氷の家々を照らす朝日は，みんなそれぞれ違っている．それと同じように，人びとがもつ文化によってケアの現れ方はみんなそれぞれ違っているのだ，と．

　看護師は，医学に素人で土着の病気の説明モデルをもつ患者と，西洋的な医学の立場に立つ医師との間に立ち，その両者を媒介しなくてはなりません．それはちょうど，西洋から現地におもむき，その土地の人々

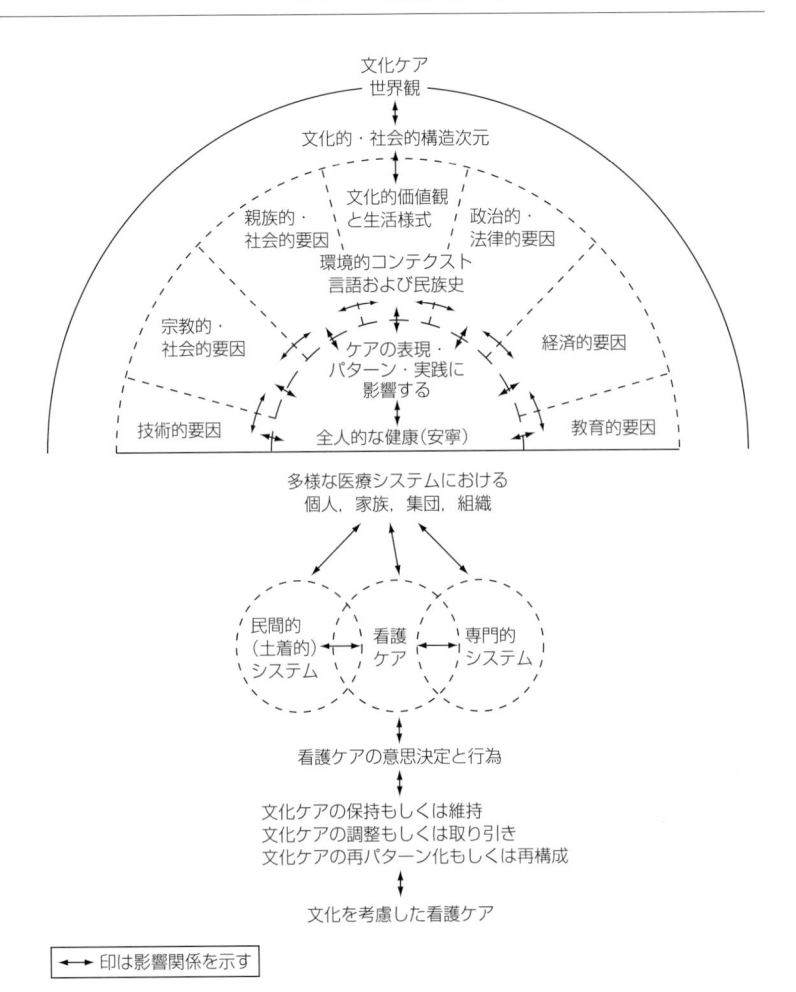

図 13-1 「文化ケアの多様性と普遍性」理論を説明するレイニンガーの『サンライズ・モデル』 稲岡文昭監訳:レイニンガー看護論—文化ケアの多様性と普遍性, 医学書院, 1995. p.47 より一部改変

の文化を理解しようとする人類学者と同じ立場の人間なのです.

医療人類学によって，人間はそれがもつ文化のなかで「病む」ことが明らかになりました．レイニンガーはその人のもつ文化を理解してケアをしなくてはいけないとしたのです．レイニンガーによれば，人間とは

あくまでも固有の文化のなかで生きている存在です．病人とは，あくまでその文化のなかで病む人間のことです．そして看護とは，病人の固有の文化を理解した上で世話（ケア）することなのです．

●参考文献

　文化人類学の入門書としては，
（1）祖父江孝男：文化人類学入門，増補改訂版，中公新書，中央公論社，1990．
簡潔で優れた本です．
　文化人類学の教科書としては，
（2）波平恵美子編：文化人類学，カレッジ版，医学書院，2002．
　看護の講座ものには，ときどきとても優れた巻があります．この本ももとは看護講座の1冊だったものです．医療人類学についてもわかりやすく解説しています．
　医療社会学の紹介には波平恵美子さんの一連の著作があります．初期の次の2冊が密度が高いと思います
（3）波平恵美子：医療人類学，現代の文化人類学(2)，至文堂，1982，
（4）波平恵美子：病気と治療の文化人類学，海鳴社，1984．
　医療人類学の具体的な成果としては，
（5）大貫恵美子：日本人の病気観―象徴人類学的考察，岩波書店，1985．
　日本の医療を文化人類学的に調べたもの．私たちが当たり前で医学的だと思っていた医療行為が実はきわめて呪術的な行為であることがみえてきます．
（6）アーサー・クラインマン著，江口重幸・ほか訳：病いの語り―慢性の病いをめぐる臨床人類学，誠信書房，1996．
　患者の語りを患者の意味付与から理解しようとする人類学的な試みです．著者の医師としての成長と患者との交流が絡み合った感動的な本となっています．医療人類学に関心のない人にもぜひ読んでもらいたい著作です．
　レイニンガーの看護理論はもちろん，
（7）マデリン M. レイニンガー著，稲岡文昭監訳：レイニンガー看護論―文化ケアの多様性と普遍性，医学書院，1995．
　最後に医療人類学の最前線とでも言うべき本，
（8）バイロン・グッド著，江口重幸・ほか訳：医療・合理性・経験―バイロン・グッドの医療人類学講義，誠信書房，2001．
をあげておきます．この本の内容はとても興味深いものなので，少し紹介しておきましょう．

病気になるということは，唐突で理由もわからない錯綜した事態として多くの人間に対して現れます．人間はそれをなんとか理解し意味づけたり理由づけをしようとします．
　混沌とした事態を人間が整理してまとめ上げるには様々な形式（「シンボル形式」）があると，カッシーラという哲学者は考えました．原因=結果の関係でまとめ上げていくのはいわゆる科学ですが，それ以外にも，例えば神話や宗教のように，「神からの罰」とか「因果応報」のような考え方で整理することもできます．
　グッドマンは，医学もそうした病気にまつわる混沌とした事態を整理し，対処するための形式であるとみなしました．病気の名状しがたい状態に，医学の用語を当てはめ（医学的なシンボルに置き換え），同時にそれらを医学的な身体の体系と因果関係におさめ，そうしてどのように働きかけるかを考える，それが医学という「シンボル形式」だというわけです．
　しかし，医学以外にも病気という事態を整理しまとめていくやり方はあるはずです．病人とその周りの人間にとってはどうでしょうか．彼らが病気という事態に直面したとき，それはまるで意味のよくわからない，ちょうど意味不明な文章（テクスト）のようなものとして彼らには現れます．病人とその周囲の人々は，そのわけのわからないもの（テクスト）を何とか筋（プロット）の通ったお話にまとめ上げようとします．
　それはちょうど，難しい文章を読み解きながら，どうやらこの話はこんな話らしい，というふうに自分なりに話をまとめている読者のしていることに似ています．読者は理解の難しい話を読みながら，同時にそこに自分なりに読み解いたお話を作り上げているのです．それと同じように，病人とその周りの人々は，発病とその後の苦しみを，それなりに筋の通ったお話へとまとめ上げていくのです．
　ところで，筋がとおったお話のパターンというのは，実は案外，決まっています．それには人類共通なものが多いし，少なくとも，ある文化での筋がとおった話のパターンというのは数が限られています．病気をめぐる事態を話にまとめるとき，人間はそれらのいくつかのパターン（プロット）を使ってまとめていくのです．
　しかし，病状は今後どのように進展していくかはっきりしません．また，たとえ病状が絶望的と思えても，わずかでも人は望みを捨てたくはありません．ですからこの病気をめぐるお話も，もう確定したものだ，というふうにまとめることはできません．それはつねに，別の新たな展開にもっていくこともできる，開かれたものになっていなくてはいけません．
　つまり別の話の筋へともっていくことも可能な形でお話がまとめられていなくてはいけません．そのために，本筋とは別の筋が話の中に含ませてある

ということも大事です．またそれ以上に大切なのは，話がきっちり確定したものではなくて，「今のところこういうことだとしたら，こういうことになるといえるだろうな」というような形に話をとどめておかなくてはいけません．そうした「寸止め」みたいな話の落とし方を，グッドはブルーナーという心理学者から借りた「仮定法化」という言葉で表しています．

病気をめぐる事態はどんどん変化していき，それとともに本人も周りの人間もわいわい言いながらそれをそれなりに筋の通った，しかし変化と展開に対応できるようなお話にまとめていきます．それは1人でつくる物語ではなくて，いろいろな人間が口をはなさみながらつくる，いわばいろいろな声が響き合うような（多声的な）物語だというわけです．

以上，私なりにこの本の内容をかいつまんで紹介いたしました．この本は大変むずかしい本ですが，同時にきわめて刺激的な内容をもっています．ぜひみなさんもチャレンジしてみてください．

（なお，「患者の語り」という問題については，私が次に執筆する予定の『看護に学ぶ臨床社会学』で取り上げるつもりです）．

●注・引用文献

1) ここでの記述は，一部，勝又正直著『ナースのための社会学入門』（医学書院）の第2章「人類学からみた医療」と重複することをおことわりします．
2) J.G. フレイザー著，吉川信訳：初版 金枝篇，上・下，ちくま学芸文庫，筑摩書房，2003．
3) ピジン・イングリッシュ（pidgin English）とは，もともとは，基盤となる英語に中国語・ポルトガル語・マレー語などが混合した言語で，中国の東部海岸で通商用語として広く使われた言語．現在メラネシア・西アフリカなどで用いられている同様の混成語も同じくピジン・イングリッシュと呼ばれます．マリノフスキーが用いたのは後者です．ピジン（pidgin）とは，異なる母語を話す人々の間で，コミュニケーションのための共通語として生まれる，簡便な言語のこと．さまざまな言語に共通する基本的構造が現れる興味深い現象であるそうです〔南伸坊：シンボーの大学ノート（平凡社，1987）のなかの「西江雅之先生―文化人類学」の講義を参照．また今福龍太著『クレオール主義』（ちくま学芸文庫，筑摩書房，2003）も参照〕．
4) マリノフスキー著，寺田和夫・増田義郎訳：西太平洋の遠洋航海者，世界の名著59 マリノフスキー・レヴィ=ストロース，中央公論社 1967．
5) しかしこの研究方法の転換は，実は第一次世界大戦がもたらした偶然

の産物だったという面もあります．人類学というのはもともと植民地拡大をめざす帝国主義の産物ですが，その研究方法の転換も帝国主義の列強どうしの戦争（第一次世界大戦）だったわけです．こうして文化人類学というのは，そのありようを深く帝国主義に規定されています．それだけに，それに対する真摯な反省もみずからのうちにはらまざるを得ない学問としてあるのです．

6) Kleinman, A et al : Culture, Illness and Care : Clinical Lessons from Anthropologic and Cross-Cultural Research, *Annals of Internal Medicine*, 88 :251-258.

この文献は医師にも受け入れやすいかたちで，医療人類学，とくに「説明モデル」について解説したものです．ただちょっと医師（西洋医学）に歩み寄りすぎかもしれません．

7) ここでの記述は，下条文武・斎藤康編者『ダイナミックメディシン2』（西村書店，2003）の第9章「看護からのアプローチA．看護学概論」と一部，重なることをおことわりします．

VI. 現象学と看護理論

　ここでは，パトリシア・ベナーの現象学的看護理論の解説をします．

　まず第14章では，人工知能論の流れとドレイファスの反人工知能論を概観し，その上でドレイファスのモデルを適用したベナーの理論をみます．

　第15章では，セリエのストレス理論，ラザルスのコーピング理論を概観します．

　第16章では，さらにベナーの現象学的なストレス＝コーピング理論を解説します．現象学については，第11章ですでにふれましたが，ここではさらに現象学がどうストレス理論につながるかをみていきます．こうした関連領域からの考察を終えて，
第17章では，ベナーが看護をどのようにとらえているかをまとめることにします．

第14章

人工知能論と
ベナーの看護理論

　本章と第 17 章で，パトリシア・ベナー（Patricia Benner）の『ベナー看護論─達人ナースの卓越性とパワー』という本の解説をしたいと思います．この本は，看護の実践についての理論書です．しかし，看護以外の一般の人にとっても，興味ある内容をもっています．なぜ一般的な興味を引くのか．本章では，そこのところをまず説明することにします．

奇妙な病院・その 1

　気がついてみると，私は見慣れない都市を歩いている．急に体調が悪くなって，私はある病院の前に立つ．そこには「最新電脳病院　AI 病院」という奇妙な看板がある．中に入ってみると人はおらず，銀行の自動引き出し機と同じタッチ式のディスプレイがあるだけである．そこには，「いらっしゃいませ．この病院は最新式のエキスパート・システムによる診断と治療をおこなう AI 病院です．医師との会話はこのディスプレイ画面でおこないます」とある．
　「タッチしてください．わかった／わからない」．私は「わかった」を押す．すると「こんにちは．どうしましたか」という医師の言葉が表示

され，それに対する回答として「気分が悪い．痛いところがある……」などの選択肢が出てきた．私は「痛いところがある」にタッチした．すると「頭が痛いですか」と表示された．私は「はい」という答えにタッチする．

「鼻水は出ますか」

「はい」

「のどは痛いですか」

「はい」

「体温計の先をわきの下に入れてください」

私はディスプレイのわきにある「体温計」と書かれた端子をわきにはさみこんだ．ディスプレイには「38.4度」と数字が出て，

「少し熱がありますね．腰とか肘などが痛みませんか」

「少し」を押す．

「下痢ぎみですか」

「いいえ」……．

問答が続いたあとで，

「あなたは流行性の感冒にかかっていますね．入院の必要はないでしょう．処方箋を出しますから，診察料○○円を現金投入口から入れてくだ

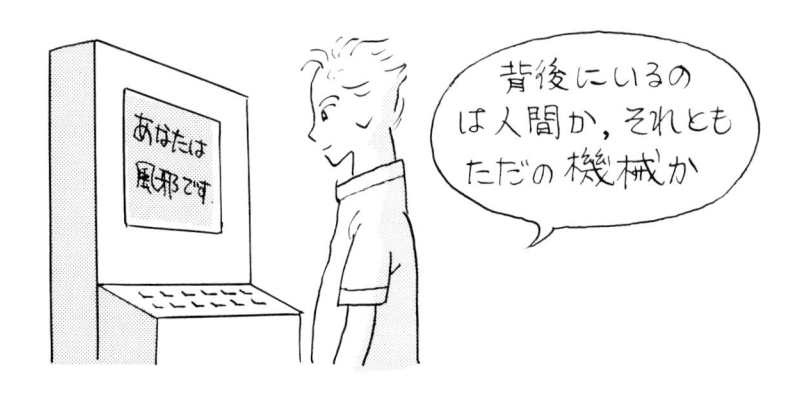

さい」
と表示された．診察料を入れると，キキーという印字音とともに処方が書かれた紙が出てきた．
「本院のとなりのアウトマート薬局でこの処方箋を出してください．ではお大事に」
　私は困惑した．この機械の向こうには，はたして人間（医師）がいるのだろうか．それとも人間は実はいなくて，機械つまりコンピュータが答えているのだろうか．私にはわからない．もし人間がいなくてコンピュータが答えているとしたら，このコンピュータはみごとに人間のふりをしていることになる．するとこのコンピュータは，人間と遜色なく考え，受け答えをしていると言える．つまりこれは考える機械，人間が作った人工の頭脳，「人工頭脳」と言えるのではあるまいか．私は私がいま経験したのは，コンピュータの原理を作り上げたチューリングという学者が考えた「チューリング・テスト」というのとまったく同じ仕組みであることを思い出していた．

奇妙な病院・その2

　おそらく，精巧なコンピュータがこのディスプレイの向こう側にあるに違いない．好奇心から私は，この病院の裏にまわって中へと忍び込んでみた．すると意外なことに1人の男がキーボードを一生懸命たたいているではないか．「おい」と私が声をかけると男はおおげさに驚きの声をあげた．……私はいささかがっかりした．
「なんだ．機械が答えているのかと思ったら，医者が答えているのか」
「いいえ．私は医師ではありません」
「え，じゃお前は何者だ」
「この病院に雇われているただの事務員です」

「なんだと．じゃ，あの診断はでたらめだったんだな」

「いいえ．とんでもない．ちゃんと医学博士が監修したこの問答集で答えているんです」

そう言って男は1冊の本を差し出した．みると，本の最初にいくつかの質問がある．その答えによって参照するページが書いてある．そのページをみると，また質問とその答えによる参照ページが書いてある．そうして最後には，診断のページにたどりつくようになっていた．

「金のある病院だと，ちゃんとこの問答集の内容を機械が覚えていて，機械が返答してくれるんですがね．なにしろうちの病院は貧乏なものですから．どうかこのことはご内密に」

釈然としない気分のままに私は外に出た．この病院の機械は，人間のようにものを考え返答していたわけではなかった．しかしあの男の言うとおりなら，ほかの病院の機械は人間の返答をそっくりそのまま真似できるわけだ．しかし，その時真似しているのは，決まった問答集をみながら答えているような人間の真似だ．だとすると機械に人間の真似ができるといっても，それは機械が真似できるぐらいのレベルの人間の真似でしかないのではないのか．一般に「人工知能」では，機械（コンピュータ）は人間と同じように思考する（考える）ことができるといわれている．だが，機械（コンピュータ）が答えるのと同じようにしか答えられない人間などというのは，実はものを考えているとはいえないのではないのか．

1. 計算機から人工知能へ

もともとコンピュータは，原爆製造（のちには水爆製造）のための膨大な計算をするための計算機として，フォン=ノイマンという天才数学者を中心につくられました．数値を入力すると，コンピュータはあらか

じめ決められた手順（プログラム）にしたがってそれを計算処理し，その結果を出力する，というのがその働きです．

しかし「ブール代数」という数学理論の登場によって，単なる数字だけでなく，三段論法やさらにもっと複雑な論理も，一種の計算として扱えるようになったことから，コンピュータは記号を使った論理計算の機械として注目されるようになりました．

もし人間が，自分のまわりの世界のあらゆるものに言葉という記号を割り当てて，頭の中でその記号（言葉）を論理的に処理しているのだとしたら，そしてそれを「思考」と呼ぶのなら，数や記号を計算処理するコンピュータも，人間同様に「思考」することができるはずです．これが「人工知能」（Artificial Intelligence，略して AI）の発想のもとでした．

1956 年，アメリカのダートマス大学にサイモン，ニューエル，ミンスキーなどの学者が集い，はじめて「人工知能」という言葉が使われました．はじめ彼らは，チェスをしたりパズルを解くコンピュータ・プログラムをつくり，成果をあげました．例えば，チェスのコンピュータ・プログラムは，素人には太刀打ちできないほどのレベルにまでなりました．しかし，このプログラムを機械による翻訳に応用しようという試みがなかなかうまくいかなかったため，一時「人工知能」の研究は停滞しました．

しかし 1970 年代になって，スタンフォード大学のファイゲンバウムという学者を中心に「エキスパート・システム」という「人工知能」の応用研究が盛んになりました．これは，化学や医学などの専門家のもつ膨大な知識を，コンピュータの記憶装置に記憶させ，それに推論機構を組み合わせるというものでした．

例えば「もし（if）……というスペクトル反応があれば，その時は（then），……という分子構造をもちうる」とか，「もし……の症状ならば，その時は，……という病気の可能性がある」といった専門家の知識を，

あらかじめたくさんコンピュータに記憶させておきます．その上で扱う分子スペクトルや病人の症状などを入力すると，コンピュータがそれがどの場合にあてはまるかを推論し組み合わせて，全体の分子構造や病人の感染原因やそれに対する処方を答えるのです．

　1970年代中頃に，スタンフォード大学でファイゲンバウムらが開発した医療診断用システム MYCIN は，血液感染症と骨髄炎の診断をおこなうものでした．その的中率は，スタンフォード大学の医師とほぼ同じだったといいます[1]．

　こうして，専門家の知識を言葉によって形式的な法則として取り出し，できる限りコンピュータに覚えさせさえすれば，その道の専門家（エキスパート）と同じくらいすぐれた助言ができるというわけです．これが「エキスパート・システム」です．

　エキスパート・システムは，例えば株式投資にも盛んに使われています．その他さまざまな専門家の知識が，現在コンピュータに移しかえて利用することが可能となっています．

　医療の場面でも，すでにあげた医療診断のエキスパート・システムが開発されています．現在，大病院などでは各専門の科に行く前に，どの科に治療を受けに行くべきか振り分ける簡単な問診が行われています．これなどもそのうち，コンピュータとの問答でどの科で受診すべきか指示されるようになるでしょう．日本は，とりわけ一般医の養成が軽視され遅れていますから，専門医に患者を割り振り，引き渡すエキスパート・システムができると大変よいでしょう．

　エキスパート・システムは，医療診断だけでなく，看護診断にも活用可能です．疾患名がわかれば，そうした疾患を抱えた患者がもつ典型的な健康問題のいくつかが想定できます．そうした健康問題のうち，患者が実際にもっている健康問題がどれであるかを，いくつかの質問によって確定していくことができるはずです．

疾患と健康問題との対応，健康問題確定のための質問とその答えによる健康問題の推定，健康問題に対する対応などの知識を，コンピュータに覚え込ませておき，看護師が患者に質問し，その答えをコンピュータに打ち込めば，患者の看護診断をして看護の内容を指示してくれる，そうしたエキスパート・システムをつくることができるでしょう．

しかし，ここで次のような疑問がわいてきます．こうしてエキスパート・システムが進歩すると，コンピュータが考えて，人間はそれを実行するだけのことになってしまいます．さらに機械が進歩すれば，実行も機械が代わることができるかもしれません（ロボット看護師！）．しかし医師や看護師が考えおこなっていることは，本当にコンピュータが代わりに務めることができるものなのでしょうか．人間である医師や看護師が臨床の現場でしていることには，決してコンピュータなどの機械では真似できないようなものがあるのではないでしょうか．そうした疑問です．

ここで，この疑問の内容を次の3つに分けてみましょう．
① 一般的にコンピュータは，人間のように考えることができるのか．
② コンピュータのエキスパート・システムは，その道のエキスパート（達人・名人）に，はたして太刀打ちできるものなのか．
③ さらに臨床の現場で働いている看護のエキスパート（達人・名人）のしていることは，はたして機械（コンピュータ）に真似できることなのか．

2. ドレイファスの人工知能批判

コンピュータは考えることができるか，という問題については多くの議論があります．有力な反人工知能の論者に，カリフォルニア大学バークレイ校の哲学教授，ヒューバート・ドレイファスがいます．彼はもと

もとはハイデッガーやメルロ=ポンティなどの現象学の立場に立つ研究者でした．

まず最初にドレイファスは，「錬金術と人工知能」(1965)という論文で，人工知能は錬金術のようなもので，錬金術が「金をつくる」といってつくれもしなかったように，コンピュータ科学も考える機械をつくるといっているが実はできもしないことを公言している，と主張して激しい論争を引き起こしました．彼は，さらにこの論文を拡張して『コンピュータには何ができないか』(1972)という本を書いて，徹底した人工知能批判をおこないました．

彼は，人工知能理論は次のことを仮定していると言います．「人間は，世界の事実を個々ばらばらなデータにして，そのデータを頭の中で規則にしたがって計算している，そうした装置である．しかし，こうした世界の事実を，ばらばらの要素に分けて計算するというのは，人間の思考とは別物である」と．また，彼は言います．「人間は，まず身体をもつことで周りの対象についての経験をまとめあげている．しかもその対象も，それが置かれた状況からひきはなされては，意味をなさない．さらに，そうした対象があるつながりをもつようになるのは，人間が目標や欲望をもっているからだ」．「世界の事実をばらばらにしてデータとし，そのデータを規則にしたがって処理計算する人工知能では，目的と欲望をもち，身体を通じて状況の中で生きていく人間の思考は真似できはしない」．ドレイファスはそう主張するのです．

ドレイファスの人工知能批判を，哲学者の単なる「理科系ぎらい」ととってはつまらないでしょう．彼は人工知能を，西洋哲学(思想)の主流であるプラトン以来の西洋的で形式的な合理主義，のいきついた果てであるとみなしています．その意味で，彼の人工知能批判は，反主流の哲学であり，近代理性への異議申し立てである，現象学やヴィトゲンシュタインやポランニーの哲学の立場から，西洋近代の合理性全体を批

判したものなのです．

3. ドレイファス兄弟の「技能習得モデル」

　さてヒューバート・ドレイファスには，同じくカリフォルニア大学バークレイ校で管理工学を教えている，スチュアート・ドレイファスという弟がいます．スチュアートは，数学とコンピュータ科学を専門としており，ヒューバートはコンピュータの世界にこの弟を通じて詳しくなったようです．

　1970年代から1980年代にかけて，急速に広がりはじめたエキスパート・システムに対して，今度は彼らは2人で批判の本を書きました．それが『純粋人工知能批判』(原題：Mind over Machine, 1987) という本です．彼らの主張は，要するに「エキスパート・システムは決して人間のエキスパート (達人) のレベルに到達できない」というものです．そのことを説得的に説くために，彼らはさまざまな専門分野で初心者がエキスパート (達人) になるまでにたどる「**技能習得の5段階モデル**」なるものを提唱しています．この「**技能習得の5段階**」とは次のようなものです．

　① **初心者** (novice)

　もっとも未熟な段階で，状況とは関係なくただ規則にしたがって振る舞います．

　例えば，車の運転なら，「赤信号では止まれ」という規則にしたがって，信号が赤になったら急にブレーキをかけます．後続の車が追突しそうになっても関係ありません．ともかく，状況の中で規則にあてはまる事柄だけを取り出し，それに規則を適用して反応します．こうした，状況を無視して取り出される事実のいくつかを「文脈不要」の要素と呼びます．

　② **上達した初心者** (advanced beginner)

　この段階になると，現実の状況とのかかわりで意味をもつ「状況依存」

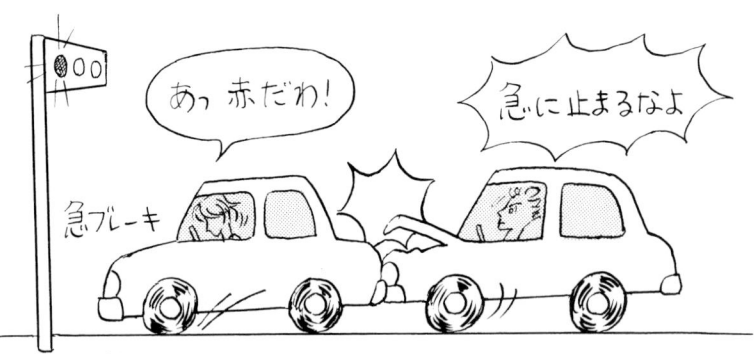

① 初心者

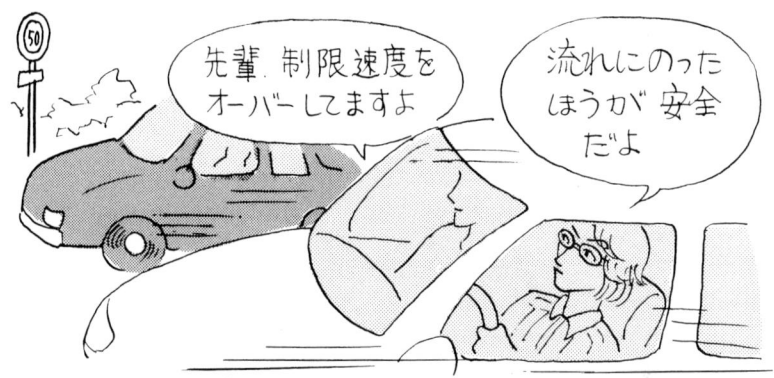

② 上達した初心者

の要素にも気づくようになります.
　例えば, 道が混んでいる時には, 長すぎる車間距離は割り込みなどを誘うこととなり, かえって危険であることを経験から学び, 混雑と速度との関係から車間距離を調節するようになるでしょう.

　③ **上級者 (competent)**
　この段階になると, 目標をもって振る舞うようになります.
　例えば, 急いでいる時には, 追い越し車線をずっと走ったりします. 規則を厳格に守ったり, 時にはあまり守らなかったり, そうしたことも目標によって臨機応変に対処するようになります.

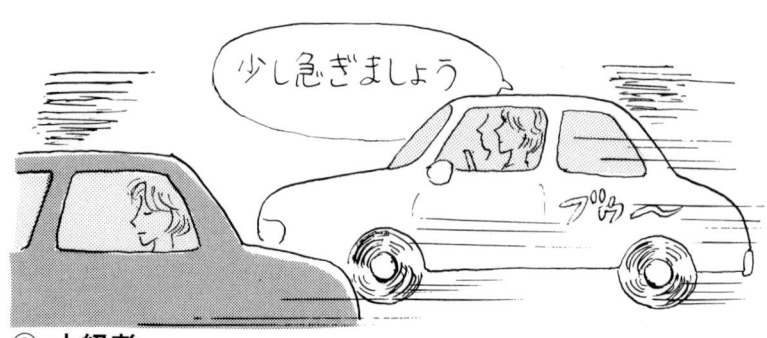

③ 上級者

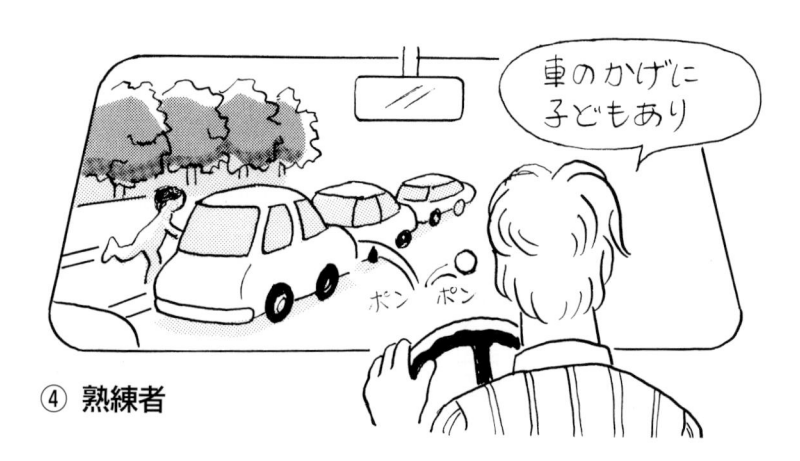

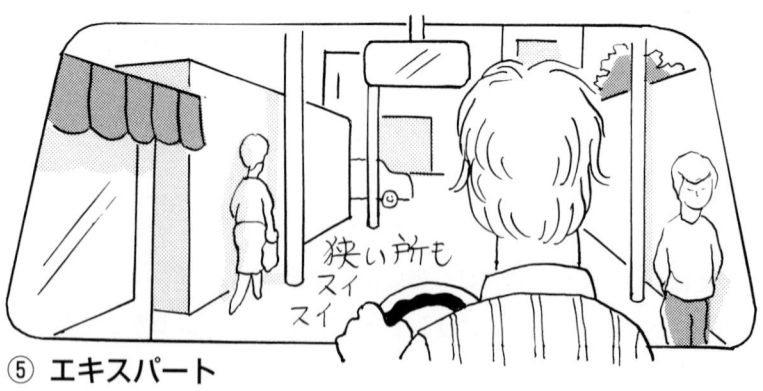

④ 熟練者

⑤ エキスパート

④ **熟練者**（proficient）

　この段階になると，過去の体験や記憶と比較しつつ，状況をまとまりとしてとらえることができるようになります．

　縦列駐車した車のわきを走る時，以前子どもが飛び出してきた記憶がよみがえり，不吉な感じがして，ブレーキを踏み速度を落とします．通り抜ける時，車のわきを見てみるとやはり子どもがこちらをうがかっている，そんなことも多いでしょう．

⑤ **エキスパート**（expert）

　この段階になると，技能は体の一部になって意識されることはなくなります．

　例えば車を運転していると，車と自分とが一体となって自分が走ったり止まったりするような感覚になります．狭いところでは肩をすぼめるような感じで走り，広い空いた道に出ると「さあ走るぞ」といった感じになります．その時，ブレーキを軽く踏んだり，アクセルをふかしたりしていることなどはべつに意識にのぼりません．

　ドレイファスたちによれば，コンピュータのエキスパート・システムが到達できるのは，せいぜい③の上級者レベルであって，決して人間のエキスパート（達人）の域には到達しえないというのです．

　ところで，スチュアート・ドレイファスは，かなりチェスがうまいらしく，実はこのモデルをつくる際にも，チェスの名人をイメージして考えたようです．また，飛行機のパイロットが習熟していく過程なども参考にしたようです．

　しかしこのモデルが妥当かどうか，さらに専門職での技能習得についても調べる必要がありました．ドレイファスたちは，それをある看護学研究者グループに調べてもらいました．その看護学研究者グループの成果は，ドレイファスたちの本よりも先にまとめられ，1985年に本とし

て出版されました．その本というのが，パトリシア・ベナー（Patricia Benner）の『初心者からエキスパートへ——臨床看護実践における卓越性と能力』（From Novice to Expert：Excellence and Power in Clinical Nursing Practice．邦題：ベナー看護論——達人ナースの卓越性とパワー，医学書院）なのです．

4．臨床看護における実証

　パトリシア・ベナーは，ドレイファスの教えているカリフォルニア大学バークレイ校の博士課程に在籍していました．ベナーは協力者とともに，臨床の現場にいる看護師たちにインタビューやアンケートをおこない，そこから看護師もまたドレイファス兄弟が提唱した「技術修得の5段階」と同じ段階を経て，習熟していくことを明らかにしたのです．

① 初心者のレベルでは，状況と関係なくわかるバイタルサインなどのデータにだけに注目し，原則論にのっとって行動する．

② 上達した初心者（新人）のレベルになると，繰り返し起こる意味ある状況に気づくようになる．

③ 上級者（一人前）になると，看護計画を立てて看護できるようになる．

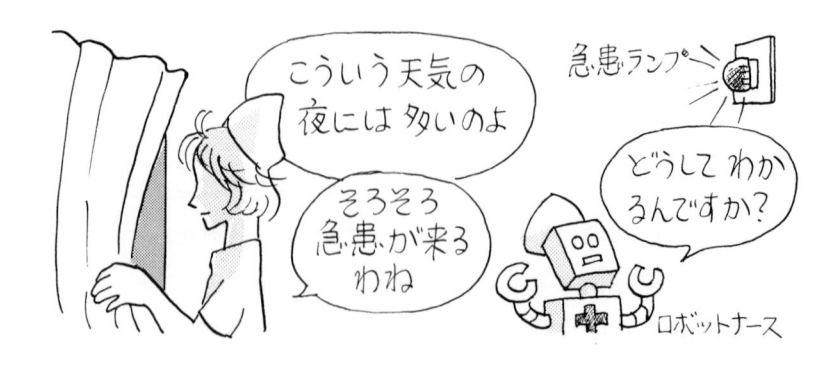

④ 熟練者になると，状況を全体的にとらえ「格率」（maxim）によって看護するようになる．

⑤ エキスパート（達人）になると，もはや分析的な原則には頼らず，状況を直感的に把握し，問題を正確につかむようになる．

④の「格率」（maxim）というのは，マイケル・ポランニーが『個人的知識』（1958）[2]で使った用語です（ポランニーの翻訳では，「金言」・「格言」と訳されています）．

ポランニーのこの「格率（格言）」とは，技能の世界でしばしば使われるカンどころや，コツを短い言葉で言ったもののことをさしています．例えば，スポーツの世界ではよく「肩の力を抜け」といいます．しかし本当に肩から力を抜いたら，プレイできなくなってしまいます．この言葉の意味するのは「体の柔軟性をなくすな」などといった内容なのですが，それはある程度うまくならないと会得できないことです．

このように「格言」とは，あくまでも習熟した人にしか意味のない言い回しのことなのです．ベナー理論の多くの解説者がもちだすカントの「格率」（行為の原則）とは，ひとまず関係ありませんので注意してください．

さて，このベナーの本の価値はこの「技能習得の5段階」のモデルを臨床看護に適用しただけにとどまりません．この本の価値（おもしろさ）は，これまで（誇大な）看護理論のかげにかくれ，軽視されがちだった臨床の現場に立ち返り，そうすることで，現場の看護師のもつ，すごさと力を，実例をあげて描き出したことです（これについては第17章でとりあげることにします）．

ベナーは，臨床看護のエキスパート（達人）たちが決してコンピュータのエキスパート・システムにはできないようなことをしていることを実証しました．この成果は看護学だけでなく，広く人工知能をめぐる議論一般にとっても重要な成果でした．このことを，看護界は誇りにして

よいと思います.

●参考文献

　人工知能論については,
（1）西垣通：AI—人工知能のコンセプト, 講談社現代新書, 講談社, 1988.
　本章の人工知能についての記述は, 主にこの本に依拠しました.
　人工知能をめぐる論争の整理としては,
（2）ジョンL. キャスティ著, 佐々木光俊・ほか訳：パラダイムの迷宮—科学の鏡に映る実像と虚像, 第5章「認知エンジン」, 白揚社, 1992.
　ドレイファスの人工知能批判は,
（3）ヒューバートL. ドレイファス著, 黒崎政男・村若修訳：コンピュータには何ができないか, 産業図書, 1992.
（4）ヒューバートL. ドレイファス, スチュアートE. ドレイファス著, 椋田直子訳：純粋人工知能批判—コンピュータは思考を獲得できるか, アスキー出版, 1987.
　ドレイファスのモデルを適用したベナーの看護論は,
（5）パトリシア・ベナー著, 井部俊子・ほか訳：ベナー看護論—達人ナースの卓越性とパワー, 医学書院, 1992.
　実際の達人ナースについては,
（6）スザンヌ・ゴードン著, 勝原裕美子, 和泉成子訳：ライフサポート—最前線に立つ3人のナース, 日本看護協会出版会, 1998.
　アメリカの達人ナースの様子が描かれています. 看護の歴史などのさまざまなことがさりげなく織り込まれている見事な記述です. 日本にも達人ナースはいっぱいいると思います. 日本のナースによるこの種の本をはやく読んでみたいと思います.

●注・引用文献

　1）文献（1）, p.79.
　2）マイケル・ポラニー著, 長尾史郎訳：個人的知識—脱批判哲学をめざして, ハーベスト社, 1985. p.29.

第15章

ストレス理論と
コーピング理論（1）

生理学から心理学へ

　本章では，看護学に大きな影響を与えているセリエのストレス理論とラザルスのコーピング理論をとりあげます．とはいえ，これら理論の内容とその広がりは膨大なものがあり，それをすべて語るのは素人の私の手に余ります．ここではあくまでも，次章で扱うベナーのストレス=コーピング理論に，彼らの理論がどうつながっていくのかにしぼって話をしたいと思います．

1. セリエのストレス理論

　ストレス理論の創始者であるハンス・セリエ（Hans Selye, 1907～1982）という人は実に奇妙な学者です．
　まず，その経歴が変わっています．ウィーンで生まれ，東欧のハンガリー王国で育った彼は，アメリカに渡り，結局カナダのモントリオールで死んでいます．東欧からの流れ者学者，といっていいでしょう．ロシアや東欧には，時々とてつもない発想をする学者が現れます．彼もきわめて独特の発想をする人でした．

1) 特定病因論

　医学ではふつう「特定病因論」という発想で診断・治療がおこなわれていることは，すでに第1章でみました．ここでは「特定病因論」の論理について述べてみましょう（図15-1）．

　病状には，その病気特有の病状と，どの病気にもみられる病状があります．病気の診断・治療にとって重要なのは，その病気特有の病状です．病気特有の病状が見つけられなくては，何の病気かわからなくなってしまいます．

　特定の病状を見つけたら，その病状から原因を推定します．例えば，悪寒を伴う高熱，咽頭痛，咳痰などの症状からインフルエンザではないかと推定します．インフルエンザであると診断されると，抗生物質を投与してインフルエンザウイルスを抑えます．同様に，リンパ節の変化やツベルクリン反応などの症状から結核の診断をおこない，薬物投与（化学療法）で結核菌を殺して治療します．その場合，インフルエンザや結核に特有ではない症状，例えば広範囲に及ぶ苦痛感，食欲不振を伴う胃腸障害，さらに精神的な混乱，疲労感などはひとまず度外視されます．これらの症状は，病因が確定され，それが除去されれば自然と治るものとされます．

```
原因　症状
A→a, x, y, z      a, b, cは病気に特有の症状
B→b, x, y, z      x, y, zはどの病気にも共通の症状
C→c, x, y, z

特定病因論のアプローチ

症状aから原因Aを推定：A→a　Aの除去＝症状a, x, y, zの治療
症状bから原因Bを推定：B→b　Bの除去＝症状b, x, y, zの治療
症状cから原因Cを推定：C→c　Cの除去＝症状c, x, y, zの治療
```

図15-1　特定病因論のアプローチ

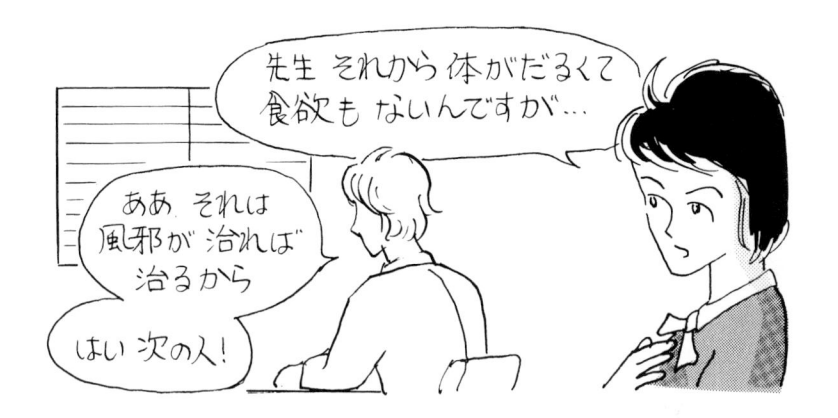

2) 特定病因論を超えて

　ところがセリエは，この病気の特有な症状ではなく，病因のいかんにかかわらず，共通して現れる症状に注目しました．つまり「まさに病気であることを示す症候群」に着目し，それを「**全身適応症候群**」と呼びました．

　セリエがこの「全身適応症候群」としてラットの実験から最初に見つけたのは，副腎皮質刺激，胸腺リンパ管の萎縮，腸内潰瘍の3つの症状でした．当初，彼はこの3つの症状を引き起こす特定のホルモンを探そうとしたのですが，結局失敗してしまいました．これらの症状はホルモンでなくとも，異物を体内に注入したり，電気ショックを与えても，さらにラットを寒気の中においただけでも生じることがわかったのです．つまりこれらの症状は，ラットがなんらかの脅威にさらされるならば，その脅威がどのようなものであっても，その脅威の種類に関係なく，その脅威に対応（適応）しようとして現れる共通の症状だったのです．

　こうして，特定病因論とはまったく異なるアプローチの可能性が開けてきました．これまでは，ある病気に特定な症状に注目することが重要でした．しかしセリエは，どの病気やどの障害でも共通して現れてく

症状の内容と変化を調べることにしたのです．こうして豊かな研究の方向が開け，多くの学徒がセリエにつづいてストレスの内実とメカニズムを研究することになったのです．

　セリエは，この共通の症状「全身適応症候群」をもたらすのは，刺激などによってもたらされた生体内の歪み（ゆがみ）であるとし，この「歪み」のことを「ストレス」と呼びました．「全身適応症候群」は，歪みとしてのストレスが症候群となっているわけですから，「ストレス症候群」と呼ぶことができます．

　セリエ自身の定義は以下のごとくです．

ストレス（stress）：生体系内のあらゆる非特異的変化からなる特異な症候群で表された状態のこと．「要望に対する生体の非特異的応答のこと」[1]

　つまり，**脅威に対する生体の適応反応**のことです．しかし脅威のいかんを問わず，**一定の共通した適応反応**がみられるというのがミソです．

　これに対して，ストレスを引き起こすものを，**ストレッサー（stressor）**と彼は呼びました．

3）ストレス症候群の変化

　さてセリエによれば，ストレス症候群は次のような3つの局面をもっています（**図15-2**）．

① 警告反応期：ショックによって抵抗力が低下し，ついでショックに対する防衛反応が起こる．
② 抵抗期：抵抗力が高まった状態．
③ 疲弊期：ストレスが長引き，防衛機構が働かなくなって抵抗力が急激に低下する．

　ストレスによって，生物はむしろ抵抗力が強くなります．例えば，冷気に馴らしたラットは馴れていないラットに比べて，より寒気中で元気

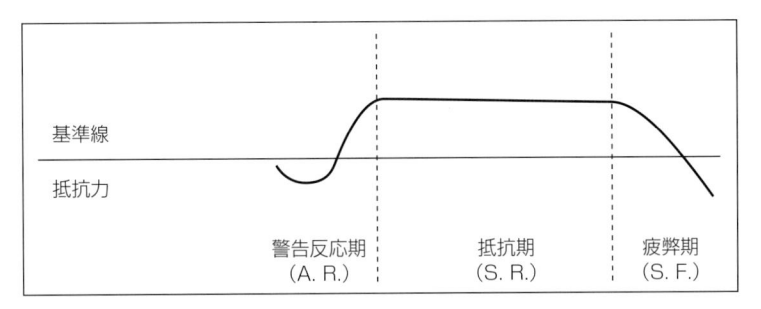

図 15-2　ストレス症候群の3局面[3]

でいられます．しかし，そうした抵抗力の高い期間にも限りがあり，やがて抵抗力が低下し，時には死に至ることになるのです．

2. ラザルスのストレスの心理学

　セリエのストレス概念は，あくまでも生理学的なものでした．このストレスの概念を心理学的にとらえ直し，ストレスの心理学をつくりあげたのが，カリフォルニア大学バークレイ校の心理学教授リチャード・ラザルス (Richard S. Lazarus) です．

1) 平均的ストレス表

　もちろん，ストレスを心理学的にとらえるアプローチはすでにありました．その研究の主流は，人生における出来事がどのくらいその人間にストレスをもたらすか，その平均的な一覧表を作ってしまおうというものでした．これが「社会的再適応評価尺度」と呼ばれるものでした（表15-1）．

2) 評価によるストレスの違い

　しかし，みなさんはこの表を見てこんな疑問をもたないでしょうか．

表15-1 社会的再適応評価尺度（T.H. ホームズ, R.H. レイによる）[3]

出来事	ストレス値	出来事	ストレス値
配偶者の死	100	職場での責任の変化	29
離婚	73	息子や嫁が家を離れる	29
配偶者との離別	65	姻戚とのトラブル	29
拘禁（期間）	63	自分の特別な成功	28
親密な家族メンバーの死	63	妻が働き始める，仕事を辞める	26
自分のけがや病気	53	学校に行き始める，終了する	26
結婚	50		
失業（解雇）	47	生活条件の変化	25
婚姻上の和解	45	個人的な習慣の変化	24
（定年）退職	45	上役（ボス）とのトラブル	23
家族メンバーの健康上の変化	44	労働時間や労働条件の変化	20
妊娠	40		
性的な障害	39	住居の変化	20
新しい家族メンバーの獲得	39	学校の変化	20
		気晴らしの変化	19
ビジネスの再調整	39	宗教活動の変化	18
経済状態の変化	38	社会活動の変化	19
親密な友人の死	37	1万ドル以下の抵当やローン	17
他の仕事への変更	36		
配偶者との口論の数の変化	35	睡眠習慣の変化	16
		同居の家族数の変化	15
1万ドル以上の借金（抵当）	31	食習慣の変化	15
		休暇	13
借金やローンでの抵当流れ	30	クリスマス	12
		軽微な法律違反	11

　例えば，「失業（解雇）はストレス度47の大きな出来事」とされています．普通はそうでしょう．でも，もしあなたがその職場を以前からやめたくて仕方なかった，としたらどうでしょう．職場に愛着をもっていた人とはストレスの度合いは大きく違ってくるでしょう．

　また失業しても，すぐに次の職場がみつかる，そうした技能や資格をもっているかいないかによっても，ストレスの度合いは大きく変わってくるでしょう．早い話が，看護師の免許をもっているみなさんは，解雇されてもすぐ次の職場が見つかりますが，何の役にも立たない社会学な

んかをやっている私の再就職は，厳しいものがあります．どちらも失業したとしても，その落ち込みは全然別のものとなるでしょう．

つまり，ある出来事がストレスをもたらすとしても，① その出来事をどのようにとらえているか，また ② その出来事にどのように対処することができるか，によってストレスの度合いは変わってきますし，極端な話，まったくストレスが生じない場合もあるわけです．

3) 心理上のストレスの定義

ラザルスはこのように，人がその出来事をどのように**評価**しているかによってストレスの度合いが異なってくることに着目しました．出来事とは，「人間」とそれを取り囲む「環境」との間の関係のひとつのあり方です．そこでラザルスは「出来事」を「人間と環境との特定の関係」と言い換えて，次のように心理上のストレスを定義しました．

「心理学的ストレスとは，人間と環境との間の特定な関係であり，その関係とは，その人の原動力に負担をかけたり，資源を超えたり，幸福を脅かしたりすると評価されるものである」[4]．

前のたとえを繰り返せば，職場環境に「リストラ」の動きがみられる時，再就職のあてのない私は「これは大変だ」と評価しビクビクし，職場環境は私にストレスをもたらします．これに対して，「今度は暖かいところで働こうかしら」などと考えているみなさんにとっては，「リストラ」の動きのある職場環境は，なんらストレスをもたらさないのです．つまり同じ職場環境でも，私と職場環境との関係は心理的なストレスをもたらす関係ですが，みなさんと職場環境の関係はストレスをもたらす関係ではないわけです．

4) 2つの評価

すでに述べたように，この**評価**の仕方には2種類ありました．① 出

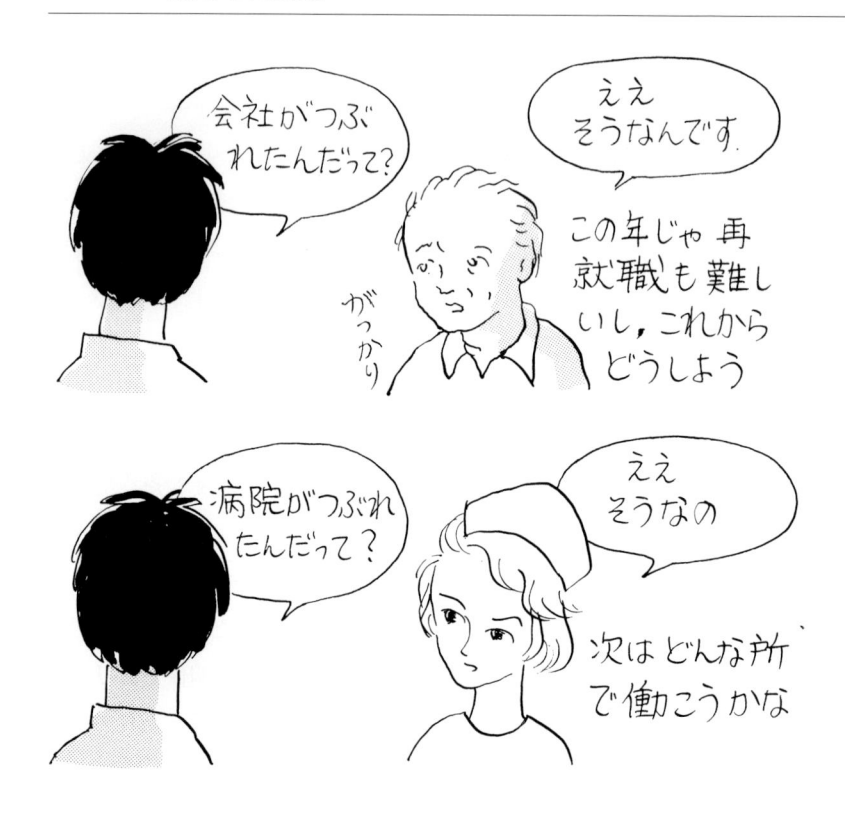

来事をどのようにとらえるか，② どのように対応しようと思うかです．そこでラザルスは「評価」を次の2つに分けました．

　一次的評価：ある出来事を自分とは無関係とみるか，有益で肯定的なものだとみるか，あるいはストレスに満ちたものとみるかという判断．

　二次的評価：対処できるかどうか，どのような対処の仕方があるかを評価すること．つまり「私にできることは何か」と考え判断すること．

5) 対処（コーピング）

　さて，二次的評価にあたっては，「**対処**」（英語でいえば「コーピング」）が重要となってきます．ラザルスは「**対処**」（coping）を次のように定義

しています．

　「対処（coping）とは，個人がストレスフルである"ストレスが多い"と評価する，人間 - 環境の関係から起こる要求と，そこから生じる感情を個人が処理していく過程のことである」[5]．

　英語には「cope」という動詞があり，「cope with」で「（問題など）に対処する，うまく処理する」という意味になります．「coping」というのは，その動名詞です．つまり「コーピング」とはストレスにどうやって対処していくか，そのやり方のことです．

　対処の仕方には，2とおり考えられます．ストレスをもたらしている事態のほうを変えていくか，それともそれからストレスを受けている自分の気持ちを変えていくかの2とおりです．そこで，ラザルスはこの「対処」（コーピング）を次の2つに分けました．

　a) 問題（解決）中心的コーピング（problem-focused form of coping）

　この対処では，自分にストレスを与えている環境との関係を変えることに対処の努力が向けられます．例えば，失業した人は努力して再就職することでこのストレスに満ちた問題を解決できます．

　b) 感情中心的コーピング（emotion-focused form of coping）

　この対処では，ストレスをもたらすものに対して，自分がはらう注意や自分がそれに与えている意味を変えることが中心となります．例えば，

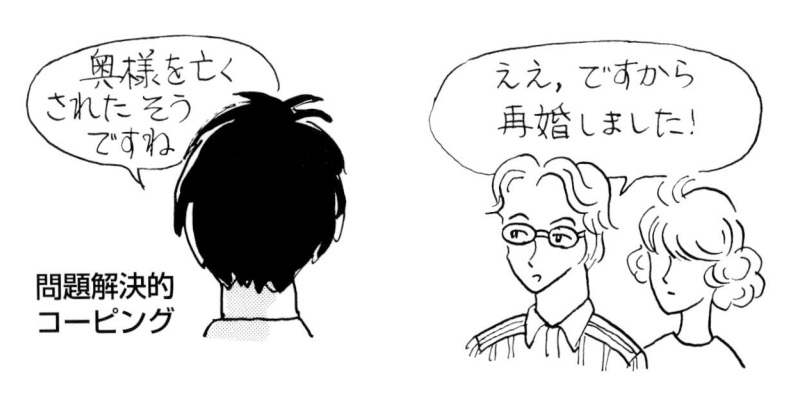

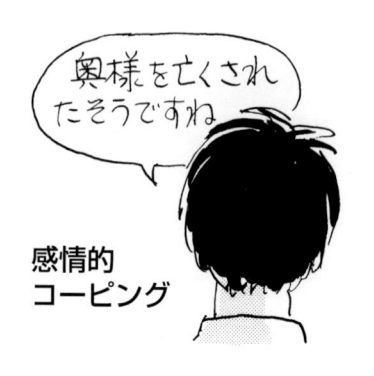

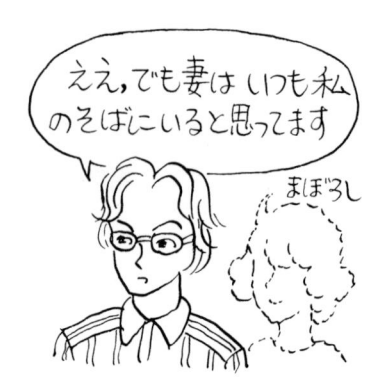

「配偶者の死」を，「配偶者の消滅」とか，「配偶者との永遠の別れ」と考えるのでなく，「配偶者は常に自分のそばにいて，自分を見守っている」とか，「自分が死んであの世にいくまでのしばしの別れである」という意味を与えるようになることで，対応（対処）していくこと，などがその例となるでしょう．

　こうして，出来事がストレスの多いものか，そうでないのか，またストレスがあるのならその程度はどうかは，実はその出来事がその人間の心の中でどのように位置づけられるか，あるいは心の中でどのように現れるか，などによって大きく異なります．この心の中に物事がどのように現れるかを扱うのが「現象学」という学問です．ベナーとルーベルは，この「現象学」を使うことで，ストレス=コーピング理論をさらに進展させました．これについては次章でとり扱うことにしましょう．

●参考文献

（1）林峻一郎：「ストレス」の肖像，中公新書，中央公論社，1993.
　　ストレス学説全般についてのわかりやすい記述です．
　　セリエのストレス説については，彼自身の本がおもしろい．
（2）ハンス・セリエ著，杉靖三郎・ほか訳：現代社会とストレス，法政大学出版局，1988.

ラザルスのストレス心理学については，
（3）リチャード S. ラザルス，スーザン・フォルクマン著，本明寛・ほか監訳：ストレスの心理学——認知的評価と対処の研究，実務教育出版，1991．

があります．またコーピングの仕方については，次の本が手軽に読めます．
（4）ドナルド・マイケンバウム著，根建金男・ほか監訳：ストレス対処法，講談社現代新書，講談社，1994．

　コーピングについての解説と文献については，
（5）焦点— Coping．看護研究，第 21 巻 第 3 号，1989．

を参考にしました．『看護研究』は，そのほかにも毎号看護の重要なテーマを特集しており，(時々はずれはあるものの) 役に立ちます．

●注・引用文献

1) 文献 (2) の「用語解説」p. 39．
2) 文献 (2) の p. 115．
3) 文献 (1) の p. 133．
4) 文献 (3) の p. 22．
5) 文献 (3) の p. 22．

第16章

ストレス理論と
コーピング理論 (2)

心理学から現象学へ

　前章では，もともと生理学的な考え方であった「ストレス」概念を，ラザルスが心理学的なものへと組み替えていったことをみました．本章では，ラザルスのこの考えをおし進めることで，ストレスの心理学はストレスの現象学へと移っていくことをみていきましょう．

1. ラザルス心理学のポイント

　ラザルス理論で重要だったのは，「**評価**」という考えでした．人が自分を取り囲む環境を，どのように「評価」するかによって，その環境はストレスに満ちたものとなったり，全然ストレスのないものになったりするというのがそのポイントでした．
　人が自分の周りの事態を，どう「評価」するか．こう言うと何か恣意的な，「気持ち次第」のもののように聞こえてしまうかもしれません．しかし，ラザルスの言おうとするのは，もちろん違います．むしろ，こう言うべきかもしれません．事態がストレスに満ちているかいないか，またどのくらいストレスに満ちているのかは，その事態がその人の心の

中でどのような位置を占めているのか，すなわちどのような現れ方をしているのかによって異なってくるのです．そしてその位置づけ，現れ方は，決して恣意的なものではなく，その人間の生き方にとって，ある種の必然なのです．

心の中に物事がどのように現れるか，それを研究する学問が「現象学」でした．第11章で扱ったことを復習しつつ，議論をさらに進めることにしましょう．

2. 心の中の地図

ある男性が，奥さんと離婚しました．普通ならそれは，かなりストレスの度合いが高い出来事です．しかし，もしその男性と奥さんとがずっと「家庭内離婚」の状態にあったとしたらどうでしょう．ストレスはずっと低くなるでしょう．その男性の心の中では，奥さんはすでに「遠い存在」だったのです．

ある会社員が東京本社から群馬県の桐生市に転勤になり，今度さらに九州の博多に転勤することになりました．「桐生ならまだしも，博多なんて，そんなに遠くに転勤するとは大変だな」とみんなは思うでしょう．

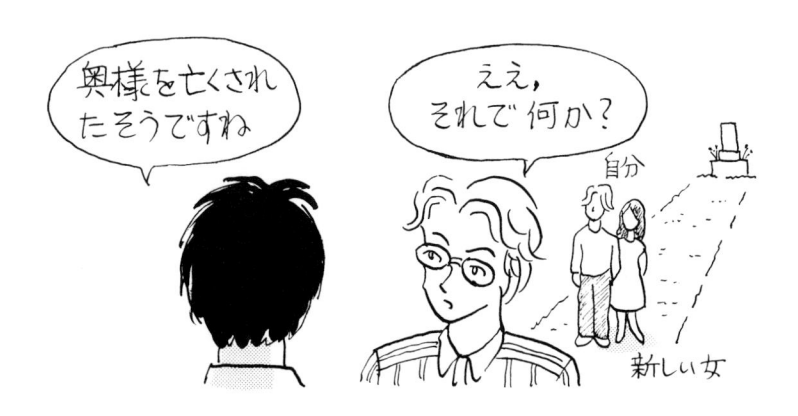

しかし，彼が例えば山口県出身で，大学時代，博多で暮らしたとします．おそらく，その人の心の中では，博多は桐生よりもむしろ「近しい」場所として現れていることでしょう．おかげで転勤はかえってストレスのないものとなるでしょう．

現象学的なアプローチの仕方は，いわばこんな「心の中の地図」に，物事がどのように現れ，そして位置しているかを知ろうとするやり方といっていいでしょう．

3. 関心による地図のあれこれ

こうした「心の中の地図」のことを話すと，みなさんはきっとそれは本人が勝手に思っている主観的な地図であり，「客観的な正しい地図」は別にあるのだ，と思うことでしょう．

では「客観的な正しい地図」とは何でしょうか．おそらくみなさんは，距離と高度を描いた地図のことを思い浮かべるでしょう．では，この距離と等高線による地図は「客観的な正しい地図」なのでしょうか．実はこうした距離と等高線の地図も，実際の地形を正確かつ完全に写し取ったものではないのです．縮尺し，みやすくするためにその等高線や道などの線はかなり簡略化してあり，決して正確ではありません．こうした地図は，線路・道路を作ったり，軍事的な目的に使う時に便利なものです（戦前の日本の地図は，陸軍測量部が製作していました）．

しかし，もし鉄道などの交通機関を使って移動しようとすると，こうした地形図よりも，むしろ交通網の地図のほうがありがたいでしょう．さらに，どのくらい時間がかかるか知りたいと思っている人間にとっては，例えば，東京からかかる時間を距離で表した地図のようなもののほうがありがたいでしょう．日当たりがよいところに引っ越したいと思っている人にとっては，日照時間で塗り分けた地図があると助かるでしょ

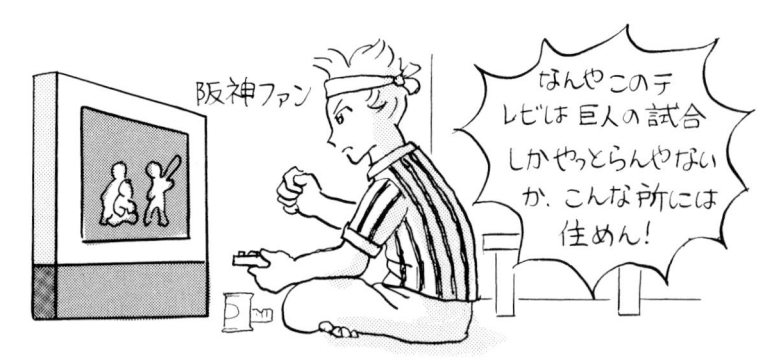

関西では，阪神タイガースの全試合を放送している局があるという

う．阪神タイガースのファンにとっては，阪神の試合の放送がどこまで届いているか，その受信可能なエリアを示した地図があると便利でしょう．

つまり，それぞれ使う人の関心によって地図は異なるわけです．どれかひとつが客観的で正しい地図というわけではありません．どれもがそれぞれに「正しい」地図です．しかも，同じ関心をもつ人同士ならば，共通に使える地図でもあります．決して個人の主観的で勝手な地図ではありません．ただ距離と高度を描いた地形図が，地図としてもっとも汎用性が高いとされているだけのことなのです．

ですから，第11章であげた神戸出身の奥さんの心の中の地図，大垣と神戸がひどく離れていて大阪南部と神戸が近い，あの地図は，実は決してあの奥さんだけの主観的な勝手な地図ではなかったのです．交通網の地図，方言の分布図，放送局のエリア，どれでみても大垣と神戸とはひどくかけ離れている「別世界」なのです．それは，関西出身の人なら誰にとっても同じです．それがおかしく思えたのは，距離と等高線の地図だけを「正しい地図」だと思い込んでいたからです．

ふつう私たちは，客観的な地図があり，それを個人が主観的に受け取り，主観的な地図を作っていると考えがちです．しかし本当は，私たち

の心の中の地図がはじめにあるのです．そしてその中で，多くの人々の関心に適合したものが，いわゆる「客観的な地図」として通用しているだけのことなのです．

　要するに，何に関心をもっているか，何を気にしているかで，自分を取り囲む世界の地図は異なってくるのです．ですから何を気にしているかによって，その位置づけ，すなわち「評価」のあり方も異なってきますし，それによるストレスも違ってくるのです．

4．「気づかい」としての存在：人間

　井上陽水の歌に「傘がない」というのがありました．こんな内容の歌詞でした．

　テレビや新聞では，青年の自殺の増加や日本の将来を問題にしているけど，いまの自分にとって問題なのは，今日この雨の中を君に会いに行くというのに傘がないということだ．そんなことを自分は気づかっている．

　そこで歌い手は彼女に同意を求めます．

　「それはいいことだろう？」

　政治や社会問題で頭をいっぱいにしている時には「傘がない」ことなど気づきもしません．しかし，恋人に会うことで頭がいっぱいの自分には，雨の中会いに行くための道具である「傘がない」ことが気になってしかたない．

　ここには生き方の変化があります．その変化（後退）がある種の「やましさ」となって歌の主人公の心をおおっています．

　生き方の違いは「気づかい」の違いとなって現れます．その「気づかい」の違いが「傘がない」という，以前ならどうでもよかったことを「問題」にしているのです．第11章ではふれられなかったのですが，実はハイ

デッガーは『存在と時間』の中で，人間の根本的なあり方をこの「**気づかい**」であるとみていました．

「**気づかい**」には，傘のような道具（この場合は彼女と会うための道具），に対するものと，自分以外の人（この場合は愛しい彼女）に対するものとがあります．そして，そのどちらに対する「気づかい」も，結局は自分の生き方をどうしていくのか（この場合は，政治や社会の変革ではなく私的な幸福を目指す），という自分に対する「気づかい」へとまとめられていくのです．

5. 世界へ投げ込まれた存在：人間

私たちは，生まれながらこの肉体をもって，この世界へと産み落とされています．例えば，日本という国の，ある地方の，ある家庭に，ある身体的特徴をもって，あなたは生まれ落ちました．そして，その環境の中で，その体で生きてきました．決して別の国の，別の両親のもとで，別の体をもって生まれ変われるような自由はありません．しかし，自分の生まれた環境の枠の中ではあるけれども，自分の生き方を選び実現してきました．例えば，障害をもって生まれてきた子どもは，決して障害のない人生へと生まれ変わるような自由をもちません．しかし，障害を抱えながらも，それに屈してしまうか，それを逆に克服していくかは，その人間の自由です．私たちには，そうした状況に限定づけられた形での自由をもって生きているのです．

6. 意味の世界

生き方によって私たちの関心（**気づかい**）は異なり，世界は異なったもの，異なった「**意味**」をもった世界になります．例えば，結婚して主

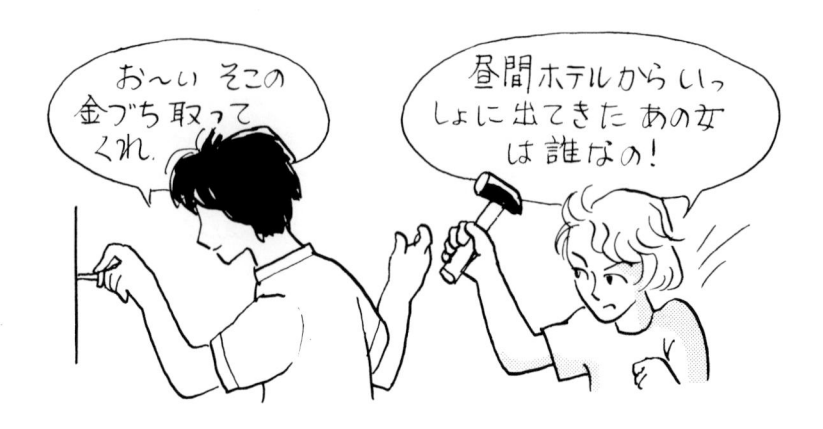

婦になろうとする女性にとっては，経済の動向の新聞記事は気になりませんが，芸能人の結婚の週刊誌の記事は気になります．学校は「交流の場」であり，恋人は「自分を幸福にする（あるいはしない）人」であり，人生という時間は，「目標達成以前」の結婚前と「目標達成後」の結婚期に二分されるでしょう．しかし，彼女が職業人となろうと決意したら，世界は変わってみえてきます．経済の記事は，就職がからむだけに気になりますが，芸能人の結婚話をのせた週刊誌は，もうどうでもよくなります．学校は「技能習得と資格獲得の場」となり，恋人は「職業生活を応援してくれる（あるいはしてくれない）人」となるでしょう．また人生という時間は「1つひとつのキャリアの積み重ね」としてみえてくるでしょう．

　こうしたことは，ささいな場面でもあります．休みの日の大工仕事で釘を打とうとする人にとっては，手元にある金づちは「釘を打つための道具」でしょう．しかし，夫に裏切られ嫉妬に狂った人にとっては，手元にたまたまあった金づちは「相手を殺すための凶器」となるかもしれません．金づちは，その人間の「**気づかい**」のあり方によって，その「**意味**」を変えるのです．

　つまり人間を取り巻く（時間も含めた）世界は，その人間の「**気づかい**」によって異なった「**意味**」をもつものとして現れてくるのです．

7. ストレスの現象学へ

　ストレスといっても，何がその人にとってストレスとなるのかは，その人がどんなことに気づかい，何に関心をもっているか，その結果その人がどんな意味の世界に住んでいるかを知らなくてはわかりません．

　例えば，ピアニストにとって，彼の手は体のほかの部分とは違う，大きな意味をもっているでしょう．彼は，その手を通じて自分を表現し，かつ収入を得て生きています．つまりその手を通じて，世界へとつながっているわけです．もしその手がうまく動かなくなったら，それが彼に与えるストレス（この場合は絶望といってもよいものでしょうが）は，ピアニストではない我々とは比べものにならないほど，大きいものに違いありません．

　こうして，人（患者）のもつ気づかい（関心）とその気づかい（関心）からつくりあげられた意味の世界を理解しないでは，患者のストレスとその対処（コーピング）はわかるはずがない，ということになります．この現象学的観点から，ストレスと対処（コーピング）について考察したのが，ベナーとルーベルの『ケアリングの第一義性—健康と病いにおけるストレスと対処』（邦訳『現象学的人間論と看護』）という本[1]なのです．

　ベナーたちは，「ストレス」と「対処（コーピング）」を次のように定義しています．

　ストレス：人に円滑な生活の営みを可能にしていた意味ないし理解（世界理解と自己理解）に撹乱が乗じた結果，危害や喪失，試練が体験され，そこから悲嘆の情が誘発されたり，状況の再定義や新しい技能の修得が要請されたりすること[1]．

　対処（コーピング）：ある個人の携えている意味が撹乱を受けて，生

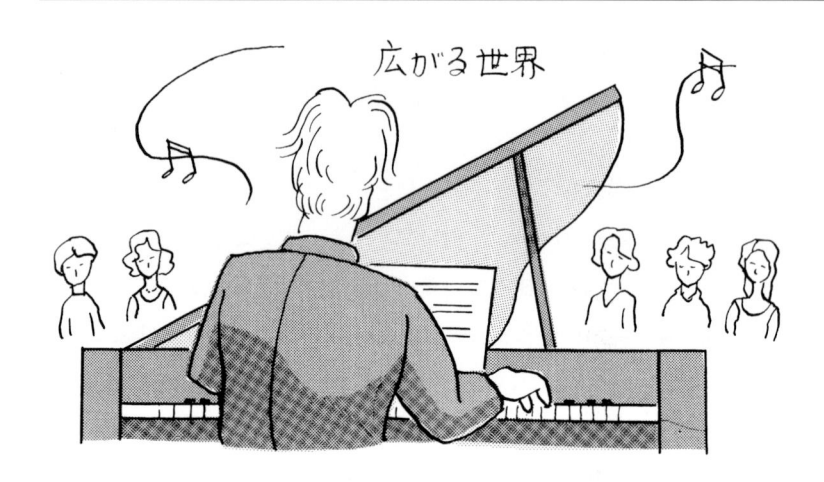

活の円滑な営みが阻害された時にその人のおこなうこと．対処の目標は意味の再建にあるから，何かに対処するとは，無限の選択肢の中から最適の戦略を選ぶということではない．ストレスをもたらしたのがいかなる意味の攪乱であり，どのような問題であるかによって，対処の選択肢は限定される[2]．

　再びピアニストを例にとりましょう．ピアニストの指がうまく動かなくなった（円滑な機能が崩壊した）ため，彼の指先のもつ「それを通じて世界とつながっていく」という意味は失われ，指先から広がっていく彼の世界のありさま，つまり彼の体を通じて理解している世界は変貌してしまうでしょう．かつてあった繊細な指先の感覚（意味）は欠落し，厳しい苦難とそれを乗り切らねばならないという困難な課題が与えられます．そのためには，まず十分に悲しむことも必要です．そして，うまく動かなくなった指先を少しずつ回復させ，なんとかピアノが弾けるように新たな技能習得が必要となるでしょう．

　あるいは，もはや回復しないなら，指先とそれによって生きてきた自分の人生そのものを改め，別の生き方による新たな解釈を与えるようにします（例えばピアニストをあきらめる，その結果，指先は普通の人と

同じほどの意味しかもたないものに変わります）．そうした新たな解釈によって，新たな意味の回復が行われるのです．それは決して「あれかこれか」といった戦略的な問題ではありません．ストレスを与えている問題は，自分の生き方（気づかいのあり方）に深くかかわっており，その気づかいのあり方が変わっていくことなしには，解決しないのです．

　ではベナーたちは，こうしたストレスをもつ患者に，看護はどう働きかけるとみているのでしょうか．これは，ベナーの考える「看護とは何か」について答えることになります．これについては，次の章で扱うことにしましょう．

● 参考文献

（1）Benner, Patricia & Wrubel, Judith : The Primacy of Caring : Stress and Coping in Health and Illness, Addison-Wesley, 1989.
　　パトリシア・ベナー，ジュディス・ルーベル著，難波卓志訳：現象学的人間論と看護，医学書院，1999.
　本章では，セリエのユニークな発想がラザルスを通じて，ベナーたちの現象学的ストレス=コーピング理論へと発展していった道筋だけを述べました．
　ベナーの現象学について，さらに学びたい人には，次の論文が手がかりとなるでしょう．
（2）パトリシア・ベナー著，片田範子・ほか訳：理論と方法としての解釈的現象学．看護研究，23（5）：25-34，1990.
（3）Patricia Benner : Quality of life : A phenomenological perspective on explanation, prediction, and understanding in nursing science. *Advances in Nursing Science*, 8 (1) : 1-14.
　なおこれらの学術論文の入手は，所蔵している図書館からコピーを送ってもらう方法がありますから，最寄りの大学や短大の図書館の司書に相談してみてください．

● 注・引用文献

　1）文献（1）の p.412（邦訳 p.451）
　2）文献（1）の p.410（邦訳 p.452）

第17章

臨床看護の卓越性

ベナーの看護観

　本章では，ベナーの考える看護とは何であるのか，を考えてみましょう．

1. 看護の現場からの考察

1）現場からの看護理論

　これまでの看護理論，とりわけシステム理論系の看護理論は，「人間」，「病気」，「看護」をまず理論的に定義してそこから現実の看護実践をさばいていくというやり方をとっていました．これに対して，ベナーの看護理論は現場の具体的な看護のあり方を調べ，そこから看護とは何かを考えようとしています．

　抽象的で一般的な原理から論理的に推論して具体的な個々の事例を説明していくことを「**演繹**」（えんえき）と呼びます．これまでの看護理論はどちらかというと「演繹的」でした．個々の特殊な事例から一般的原理や法則を導き出すことを「**帰納**」（きのう）と呼びます．ベナーの看護理論は「帰納的」であると言えます．

　『ベナー看護論──達人ナースの卓越性とパワー』という本の価値は，

ドレイファスの「技能習得の5段階」のモデルを臨床看護に適用しただけにとどまりません．この本の価値（おもしろさ）は，これまで（誇大な）看護理論のかげにかくれ軽視されがちだった臨床の現場に立ち返り，そうすることで，現場の看護師のもつ，すごさと力を，実例をあげて描き出したことにありました．

2）看護実践のいろいろ

ベナーは現場の看護師のインタビューやアンケートから実際の看護の内容を以下のようにまとめました．

① 患者を援助する．
② 患者に指導と手ほどきをする．
③ 患者の容体を見守りながら今後の変化を予知する．
④ 容体が急変した時に効果的に対応する．
⑤ 点滴などの治療と薬物投与を見守り，傷の治りに気を配る．
⑥ 質の高いヘルスケアがなされるよう監督する．
⑦ スタッフをまとめ，患者の必要に応じて仕事を割り当てていく．

これら臨床看護の領域のこまかな内容については直接ベナーの本にあたってみてください．ここでは『ベナー看護論』の中で私が感心した箇所をいくつかあげてみます．

「急変した状況を看護師が管理しなければならないことが多い．……患者の状態が急変したときいつも医師が間に合うようなふりをするのは虚構である」[1]

現場の看護師が，医師の不在や医師のミスをカバーする困難さを，看護学の大先生たちに訴えると，「それは単純に病院システムがうまくいっていないからで，看護の本来の仕事ではないわ」と，一言のもとに切り捨てられてきた．そんな状況が浮かんできます．そうしたところに理論に対する臨床現場の不信感が生まれてきても，なんら不思議はないで

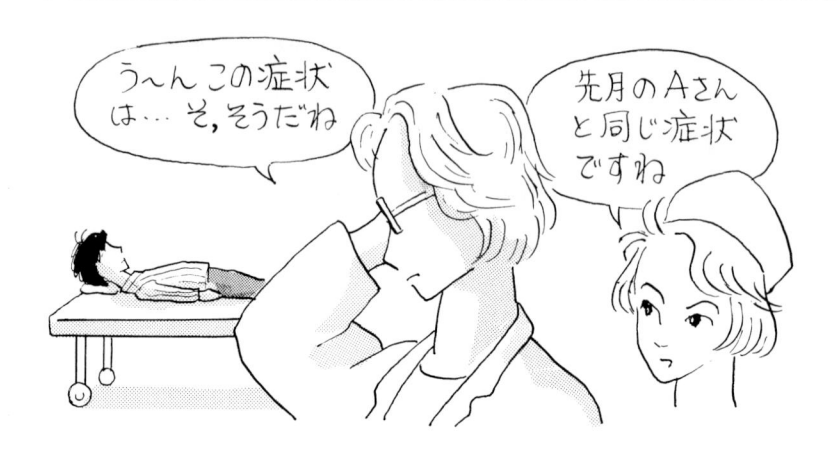

しょう．ベナーは，現実の看護の場面では看護師が医師の代わりをしなくてはならない場面が多く，それも看護師の重要な役割であることを認めています．まさに現場にそくした看護理論であるという気がします．

「（看護師は）医師の指示から何を省き，何を加えると安全になるかを査定する」[2]

「（看護師は）医師から適切で時宜を得た応対を得る」[3]

医師は患者の容体をずっと追いかけてみているわけではありません．24時間にわたって患者の容体を見守りチェックしているのは看護師です．それゆえ看護師は医師の指示をうのみにするのでなく，こうした積極的な取捨選択をしたり，望ましい答えを引き出しているわけです．こうしたことも，これまでの理論でははっきりと口にするのは，はばかられた事柄でしょう．

「触れることをとおして安楽をもたらし，コミュニケーションを図る」[4]

看護におけるタッチングの価値は実践ではすでに知られたことでしょうが，それがノンバーバル・コミュニケーションの一種として患者に安らぎを与えることを指摘したのはきわめて重要だと思います．

「熟練した仕事には，あるレベルの傾倒と巻き込まれが必要である．

これを研究して証明することは，看護師は患者からの距離を保たねばならないという，看護のイデオロギー〔しばしば誤って思い込まされている考え方〕への挑戦である」[5]（〔　〕内は勝又の補足）．

「目からうろこが落ちる」というのは，まさにこういう記述に対して言うのではないでしょうか．

3) 現場の看護師のすごさとは何か

最後にベナーは，臨床（現場）の看護師のもつ，卓越性（すごさ）と能力（ちから）を次の6つにまとめています．

① **変化させる力**：患者をケアに前向きな者へと変化させる．
② **統合させる力**：患者を患者がもといた社会的世界へと，もういちど再統合する（戻らせる）．
③ **代弁する力**：看護師は医師と患者の間に立って，両者の代弁者として働く．
④ **治療する力**：治療する関係と雰囲気をつくりあげる．
⑤ **かかわり肯定する力**：患者の状況へとまき込まれ，それを認める．否定的にとらえることで自らを守ろうと決してしない．
⑥ **問題解決の力**：巻き込まれることで創造的な問題解決をする．

こうした現場（臨床）の看護師たちの卓越した力をひと言でまとめるとするなら，それは「媒介者としての看護」ということになるのではないかと，私は思います．

まず，医師の世界と患者の世界があります．看護師はその2つの世界の間に立って両者を媒介します．決して医師や医療者の立場にとどまって患者を突き放したりはしません．むしろ患者の世界に入り込み，それがどのような意味の世界であるかを探り理解します．そのことが医師たちからの働きかけを患者に届かせることを可能にします．

さらに，病んだ者の世界と健やかな者の世界とがあります．患者は病

んだ世界にいます．その世界の意味は病いによってところどころ破れたり崩れたりしています．看護師はその破れや崩れを理解し，それをつくろうのを手助けします（もちろん，意味のつくろいにはその前提として身体的な治療と看護を必要とします）．そうして看護師は，病んだ者の世界と健やかな者の世界の間に立ち，患者を，病んで崩れた意味の世界から，健やかな意味の世界へと送り出してやるのです（この整理はあくまでも私見です）．

2. ベナーにとって看護とは何か

　それでは，ベナーは看護とは何だと考えているのでしょうか．
　ベナーは「看護」（nursing）そのものの定義をしていません．大上段に「看護とはこれこれのものである」というふうに理論をおしすすめる代わりに，現場の看護実践から看護というものを積み上げていくのがベナーの方法だからです．

1) ケアリングの実践

　しかし，看護の定義らしきものをまったくしていないわけではありません．
　『ケアすること（caring）の第一義性』（邦訳『現象学的人間論と看護』）の用語解説で，ベナーたちは「ケアリングの実践」（caring practice）を次のように定義しています．
　「ケアリングの実践：他者を世話（ケア）することにかかわる組織化された特殊な実践．ケアリングの実践とは，現在の文化では，第一に，子育て，子どもの世話，看護，教育，カウンセリングにおいて現れる．」[6]
　この定義によれば，「看護」は「ケアリングの実践」の1つです．では「ケアリング」（caring）とは何なのでしょうか．

2)「ケアリング」とは何か

ベナーたちはこの『ケアすること(caring)の第一義性』の冒頭で次のように書いています．

「この本で使われる**ケアリング**とは，他人や出来事や計画や物事が人にとって重要となることを意味する．人がさまざまな世界に住み，その世界によって，ある物が本当に重要となったり，他の物はたいして重要ではないか，あるいはまったく重要ではないということがあるとき，そうしたことを決める本質的なものがケアリングなのである．……ケアリングは人にとって重要な問題となるものを設定する．だからケアリングはまたストレスに満ちたものとみなされるものを設定し，またそれへの対処(コーピング)にとっての選択をも設定する．ケアリングは可能性をつくるのである．これがケアリングが何よりも第一に優先するということの第一の意味である」[7]

難解な記述です．「ケアリング」は「看護」のことだと単純に思っていると，何だかわけがわかりません．

しかし待ってください．世界において何が重要で何が重要でないかを決定し，何がストレスをもたらすかを決めるもの．どこかで聞いたような話です．そうです．それは前章でみた「**気づかい**」という人間の存在のあり方のことです．

ためしに，上の引用の「ケアリング」をすべて「気づかい」におきかえてみましょう．

「この本で使われる**気づかい**とは，他人や出来事や計画や物事が人にとって重要となることを意味する．人がさまざまな世界に住み，その世界によって，ある物が本当に重要となったり，他の物はたいして重要ではないか，あるいはまったく重要ではないということがあるとき，そうしたことを決める本質的なものが気づかいなのである．……気づかいは人にとって重要な問題となるものを設定する．だから気づかいはま

たストレスに満ちたものとみなされるものを設定し，またそれへの対処（コーピング）にとっての選択をも設定する．気づかいは可能性をつくるのである．これが気づかいが何よりも第一に優先するということの第一の意味である」

例をあげてみましょう．

結婚して幸せな主婦になることを「気づかっている」女子大生A子さんは，同級生やクラブの先輩のすてきな男の子のことが気になり，おっさん教授の講義などそっちのけ．すてきな彼氏の気を引くことができなくて，ストレスがたまって，エステに通うことで問題解決的な対処（コーピング）をしようとします．

就職してキャリア・ウーマンになろうと「気づかっている」B子さんは大学から推薦をもらうべく，成績を上げるのに必死．難しい法学の講義も一番前でノートを取っています．学期末になるとノートを貸してくれと頼む男子学生たちがバカにみえてしかたがありません．ただ昨今の女子大生の就職難が悩み（ストレス）の種．対策として，大学が終わってからさらに専門学校に行ってコンピュータの勉強を始めました．

何を「気づかっているか」によって，その人にとって重要なものは異なってきます．そしてストレスをもたらすものも，それを解決する方法も違ってきます．前章で学んだことはこのことでした．

3)「気づかい」の訳語としての「ケア」

ではなぜベナーたちの『ケアすることの第一義性』の冒頭では，「ケアリング」（caring）が，ハイデッガーの「気づかい」と同じ意味で使われていたのでしょうか．

たねを明かせば簡単．ハイデッガーの「気づかい」という言葉はドイツ語で「ゾルゲ」（Sorge）といいます．これを英語に訳すると「ケア」（care）[8]になるのです．ベナーたちはこのハイデッガーの「気づかい」

(care)を「ケアリング」(caring)という言葉に置き換えたのです．つまり，ベナーたちは，「ケアリング」(caring)に，ハイデッガーの「気づかい」(Sorge)の意味をもたせつつ，その「ケアリング」(caring)のひとつとして，看護の実践をとらえなおしたのです（邦訳ではこの点をふまえて，「ケアリング」(caring)をすべて「気づかい」と訳しています．本書では「ケアリング」(caring)をひとまず「気づかうこと」と訳しておきましょう）．

「でも看護の基礎となる"ケアリング"（気づかうこと）とハイデッガーの"気づかい"とは内容が違うんじゃないの？」

みなさんの疑問はもっともです．そこでハイデッガーの「気づかい」についてみてみましょう．ハイデッガーは「気づかい」を次のように分けています．

まず「気づかい」が事物に向けられる場合は，「配慮」（ベゾルゲ Besorge）と呼びます．また自分以外の人間に向けられる場合は，「待遇」（フュアゾルゲ Fürsorge）と呼びます．ハイデッガーによれば，看護はこの自分以外の人間に向けられた「気づかい」すなわち「待遇」（フュアゾルゲ）の1つなのです[9]．

「気づかい」（ゾルゲ）
 物に対する「気づかい」＝「配慮」（ベゾルゲ）
 人に対する「気づかい」＝「待遇」（フュアゾルゲ）

ハイデッガーはこの他人に対する「気づかい」，すなわち「待遇」についてはほとんど議論を展開していません．もっぱら自分の生き方・死に方について「気づかう」人間を描いています．しかし他人に対しての「気づかい」について忘れていたわけではないのです．その他人への「気づかい」の部分をさらに押し広げ，ハイデッガーの自己中心的な「気づかい」から，他人への「気づかい」へと重心を移動させたのが，ベナーたち

のいう「ケアリング」(気づかうこと)なのです．

4)対人的「気づかい」への移動と広がり

ベナーたちは次のように書いています．

「かかわりあい，関心をもつことを可能にする条件にもなっていること，これがケアリング(気づかうこと)が第一にくる(優先する)ということのもう1つの意味である」[10]

「ケアリング(気づかうこと)は援助を与え受け取る可能性を作り上げる，それゆえ優先するのである」[11]

ハイデッガー流の孤独な「気づかい」は，しだいに「看護」にみられる対人的な「気づかい」にまで広げられていくのです．その結果，自分の生き方を「気づかい」，そのための道具として物をながめている孤独な人間は，他人への「気づかい」をもつもう1人の人間に支えられ，癒されていく，そうした存在にまで変えられていくのです．

みずからを「気づかう」ことでストレスに苦しむ患者に，看護師の「気づかい」が注ぎ込まれ，患者の閉じた心は開かれていく．そうした可能性がここに生まれるのです．

5)「看護」とは何か：暫定的整理

対人的な「気づかい」とはその人間のもつ「気づかい」を知りその人間がもつ意味の世界を理解することです．その理解のために看護師は患者の世界へと巻き込まれることが必要となるのです．

ここであえてベナーの看護観を，とくに『ケアすることの第一義性』にそくして私なりにまとめておきましょう．

少なくともストレスに苦しむ患者の看護においては，**看護とは，患者のもつ意味世界を理解し，患者が新たな生の可能性へと開かれた意味の世界を再建できるように，ケアして(気づかって)いくことである**．

この定義はあくまでも私が勝手にしたものです．ベナー自身の定義ではありません．ベナー理論はまださらなる発展の途上にあります．それゆえ私のこのまとめは暫定的なものにとどまります．

　ベナー理論の登場によって看護理論はすばらしい展開を迎えつつあります．今後もさらに彼女の理論をみなさんといっしょに学んでいきたいものだと思います．

●参考文献

（1）パトリシア・ベナー著，井部俊子・ほか訳：ベナー看護論──達人ナースの卓越性とパワー，医学書院，1992．
（2）Benner, Patricia & Wrubel, Judith : The Primacy of Caring : Stress and coping in health and illness. Addison-Wesley, 1989.
　　パトリシア・ベナー，ジュディス・ルーベル著，難波卓志訳：現象学的人間論と看護，医学書院，1999．
　この本はすでに看護学の基本書となっています．これまでのおさらいをかねて，ここでこの本への導入的紹介をしておきましょう．
　患者の気持ちを理解して看護したい．看護者なら誰もが願うことでしょう．でも「患者の気持ちを理解する」にはどうしたらいいのでしょうか．多くの看護者はその助けを心理学に求めようとします．でもそこで私たちが出会うのは，人間を迷路に入れられたネズミのようにみなす心理学か，人間をコンピュータと見立てるような心理学です．あるいは，その精神的問題を両親との関係などの単純な物語に還元するような心理学です．
　心理学への過剰な期待と失望の後に，私たちは，求めている「心理学」が意外なことに「現象学」という哲学の一派によって営まれていることを知ります．現象学は，事物が私たちの心の地図の中にどのように現れるか，それを探ろうとします．とりわけハイデッガーの「現象学的人間論」は，悩み身もだえしつつ生きていく人間のありように深くせまるものでした．
　いま，ある植物の種が荒野にまかれたとします．種はその荒野という条件から逃れることはできません．しかしその過酷な条件と闘いながら，芽を吹き，葉を広げ，大きく生長することはできます．その結果，荒野は木陰のある優しい場所になるでしょう．やがて木が枯れ，土に帰ったとしても，かつての荒野はもう豊かな土地になっていることでしょう．人間もある限られた場所に生まれ，身もだえしつつも，育っていきます．そうしてその条件のなかで育ちつつ，同時にその状況を変えていきます．こうした人間のあり方を，

外からではなく，その内側から，その成長（時には衰退）の物語（歴史）から理解していこうとするのが「現象学的人間論」なのです．

では状況へと投げ出された人間はどのような存在なのでしょうか．それはたえず，何かを気づかっている，つねに何かにかかわっている（関心をもつ）ような存在です．でもこの気づかう存在（人間）はけっして1人ではありません．それはつねに互いを気づかい合うような存在なのです．

看護とは，たえず人（患者）を気づかう，そうした活動です．ですから，それは人間の存在の根本的なあり方にかかわっている活動です．あらゆる治療行為というものは，この看護の「気づかう」があってはじめて成立するものなのです．すなわち，気づかうこと（看護すること）こそ，第一に来るべきものなのです．この本の原題の"The Primacy of Caring"（気づかいの第一義性）というのは，まさにそのことを言っているのです．

ここでこの本の構成をみてみましょう．

第1章は，この「気づかい」の第一義性について述べ，第2章はこの観点からこれまでの人間観を批判します．第3章はストレス論を現象学によって基礎づけます．第4章は，生涯発達を扱うことで，時計で計れるような時間ではなく，人が生きていく，まさに脈打つような，時間のあり方をとらえる必要を説いています．第5章以降で，ベナーたちは積極的に最新の医学の動向を取り込みながら，健康増進，症状，冠状動脈疾患，癌，神経系の疾患などの問題を，現象学的に再解釈していきます．最後の第10章でふたたび看護のもつ第一義性が確認されます．

長い本ですから，最初は，第1章と第3章と第10章を読むことをおすすめします．それから巻末の「用語解説」を読むといいでしょう（ここには訳者による親切な補足があります）．さらに取っかかりとしては，ふんだんに盛り込まれた看護現場の具体例を読むといいでしょう．本書を含めベナーの研究は，私たちを看護学の最前線に導いてくれます．しかし看護学の最前線とは，ほかならぬ，看護師のみなさんが活躍している，臨床の現場，まさにそこなのです．

（3）マルティン・ハイデッガー著，細谷貞雄訳：存在と時間，上・下，ちくま学芸文庫，筑摩書房，1994．

● 注・引用文献

1) 文献(1)のp.79.
2) 文献(1)のp.99.
3) 文献(1)のp.101.
4) 文献(1)のp.45.

5) 文献(1)の p.117.
6) 文献(2)の p.408(邦訳 p.454).
7) 文献(2)の p.1(邦訳 p.1).
8) Martin Heidegger : Being and Time. translated by John Macquarrie & Edward Robinson, Basil Blackwell, 1962.
9) 文献(3)の上, p.266.
10) 文献(2)の pp.4(邦訳 p.1).
11) 文献(2)の pp.4(邦訳 p.5-6).

あとがき

　思えば無謀な試みでした．看護理論を学ぶのに必要なすべての知識を説明しよう．それが私の野心でした．そんな無茶なことは浅学の私にもともとできるわけはなかったのです．私にできたことといったら，自分が知っているわずかな知識のありったけを出すことでしかありませんでした．

　学問というのは本来，楽しいものだと思います．それがいやしい人間の手にかかると，やたら難しく権威主義的なものになってしまいがちです．私が読者として想定していたのは，そうした権威主義的な学者や「先生」のせいで「自分が頭が悪いからわからないのだ」と思い込まされている，そうしたまじめな看護師や看護学生です．

　はっきり言いましょう．この本のなかで理解しにくい所があったら，それは皆さんのせいではなく，私の理解が不十分なせいです．

　その意味でこの本の執筆はたいへんきついものでした．自分の勉強不足，理解不足を思い知らされる，そうしたことの連続でした．それでも一度はこうした本が書かれる必要がある．そうと思って門外漢なのを承知で書いてみました．

　いつか私の学生たちやそのほかの看護の人たちがずっと優れた本を出してくれるでしょう．そのためのたたき台にこの本がなってくれたら，こんなうれしいことはありません．

　この本の初版は平成7年11月30日に日総研出版から出版されました．初版を絶版にすることを快く了承してくださった日総研出版に感謝します．また今回編集を担当してくださった医学書院の石井伸和さんに感謝します．

　私はもともとマックス・ヴェーバーの意味の社会学（理解社会学と宗教社会学）を学ぶことから研究をスタートさせました．今回ほぼ10年ぶりに本書を改訂してみて，実はこの本が，看護理論の学説整理の形をとりながら，意味の社会学の立場を打ち出したものであることに，我ながら気づかされ

ました．今後は，物語による意味付与に注目しつつ，臨床の現場の例を考察する形をとりながら，さらにこの意味の社会学を展開していきたいと思っています．

　最後に，これまで学者相手にしかものを書かなかった私に，学者以外の人間に語りかける姿勢を与えてくれた，子どもたちに，ありがとうを言いたいと思います．

索引

●あ

アイデンティティ　98
　——の変調　99
アウトサイダー　18
アシュビー，W.A.　61, 62
ある看護研究の失敗　168
アルマ・アタ宣言　22
安全の欲求　14
安楽椅子から現地調査（フィールドワーク）へ　177

●い

イーミック（emic）な立場　178, 180, 181, 188
　——とエティックな立場　178
医学の進歩と死亡率の低下　5
医師　34-36, 40
　——と患者の関係　42
意識
　——の三層　121
　——の三分類　121
　——は外因によるのか　138
依存的ケアエージェント　28
一次的評価　220
一般理論　87
遺伝子治療研究　3
イド　121
意味　229, 230
　——の世界　229
　——への意志　147, 155
医療社会学　17
医療人類学　180, 181

院内感染　4

●う

ウィナー，N.　52, 55
ヴント，W.M.　111

●え

エアコンと人間の比較　68
衛生学　3, 6
エージェンシー　27
エージェント　27
エキスパート　209
エキスパート・システム　202-204
エス　121
エティック（etic）な立場　178, 180, 181, 188
　——に基づくケアとイーミックな立場に基づくケア　188
エディプス・コンプレックス　122, 123
エリクソン　98
演繹　235
エントロピー　79
　——，負の　80
　——と開放系　77

●お

オイディプス伝説　122
オートポエシス（自己生成）論　58
オレム，ドロセア　9, 22, 25, 27, 62, 63
　——の看護システム　61

オレムの普遍的セルフケア要件　25, 74
―― とロイの適応様式　74
オレム理論の意義　30
オレム理論の基本(的)アイディア　22, 23
音声学　178
音素分析　179

●か

下位システム　48
解釈学　151, 159
概念　90
開放系　80
――, 負のエントロピーを特徴とする　80
カウンセリング　126
各看護理論のシステムのとらえ方　61
格率(格言)　211
各理論家の理論に影響を与えた理論　10
各理論家の理論の比較　9
家族システム　47
家族療法　49
看護　68
―― のあり方と医学のあり方　8
―― の現場からの考察　235
看護覚え書　6, 8, 11, 15, 16
看護師　34-36
―― と患者との出会い　156
―― と患者の関係から人間と人間の関係への移行過程　157
看護師-患者関係における諸局面と役割の変遷　132
看護システム　28
看護実践のいろいろ　236
看護診断　18, 85
「看護」とは何か　243
看護理論と看護診断　84

患者　35, 36
―― という人間　7
―― の自立性を尊重した看護介入　26
―― の説明モデルを知る方法　185
患者教育の失敗　183
感情中心的コーピング　221
関心による地図のあれこれ　226
関与しながらの観察　136
関与しながらの観察者　125

●き

気づかい　228-230, 240-242
「気づかい」としての存在：人間　228
帰納　235
機能　51
技能習得の5段階モデル　206
基本的看護システム　30
客観的外因の重視のもつ偏向　141
客観的な正しい地図　226
客観的な地図　227
キャノン, W. B.　52
嗅覚革命　4
狂犬病(の)ワクチン　3
共時性　81
共鳴性　81, 82
キング理論　64
近代医学のものの考え方　3

●く

苦難の意味づけ　157
クライエント　127, 128
クラインマン, A.　184, 185

●け

ケア　241
ケアリング　239, 240, 242, 243

──の実践　239
計算機から人工知能へ　201
傾聴　128
結核　5
結核菌　3
健康逸脱に対するセルフケア要件
　　　　　　　　　　　25, 26

現象学　143
　──とはなにか　137
現象学的還元　142
現地調査　178
現場からの看護理論　235
現場の看護師のすごさ　238

●こ

口唇期　122
構造　51
構造機能主義　51
　──のモデル　50
肯定的な自己概念　93
行動システム　51
行動主義心理学　111
肛門期　122
コーピング　221
　──, 感情中心的　222
　──, 問題（解決）中心的　221
心の地図　140
心の中の地図　225, 226
　──と客観的地図　139
誇大理論　86
コッホ, ロベルト　3
言葉でないことば　167
言葉によらない情報伝達　162
コレラ菌　3
コンピュータ　113, 200, 201, 204
コンピュータ科学　114

●さ

細菌学　3-5
サイバネティクス　52, 54, 56, 58
　──のシステム論　55
サイバネティクス理論　53
サスとホランダーのモデル　42
さまざまな民族の学　176
サリヴァン, H. S.　124-126, 131, 132, 136
　──の人間関係論的精神医学　123
サルトル, J.P.　146
サンライズ・モデル　190

●し

ジェンダー　98
ジェンダー・アイデンティティ
　　　　　　　　　　　98, 99
自我　121
時間　166
色彩　166
刺激　112
　──と反応の関係　112
自己イメージ　92
自己概念　70, 74, 90, 92, 98
　──, 肯定的な　93
　──, 性格についての　97
　──, 道徳的な　97
　──, 内面的　97
　──, 否定的な　93
　──のいろいろ　94
　──の特徴　91
自己概念様式　70, 72
自己実現の欲求　14
自己組織（化）システム　61, 62
自己尊重　99
支持教育システム　29, 30
システム　47, 56, 62

―― という考え方　47
―― の構造　53
システム理論　46, 48, 60, 66
　――，均衡の　50
　――，恒常性維持の　52
　――，自己組織化の　55, 57, 61
―― はなぜわかりづらいのか　46
―― のモデルチェンジ　50
システム論的思考　49
自然的態度　142
視線と目つき　163
自尊の欲求　14
疾患　3, 181
「疾患」と「病い」　181
実存　144
実存主義的精神分析　146
社会学　18
　――，看護学が必要としている　18
社会システム　51
社会的再適応評価尺度　140, 217, 218
社会的相互作用　37
社会的な役割　99
宗教　158
周辺言語　162
重要な他者　73, 92
主観的な地図　226, 227
熟練者　209
『純粋人工知能批判』　206
病気　4
病気説　4, 6
上級者　207
状況主義　115
猩紅熱　5
上達した初心者　206
情報処理モデル　114
初心者　206
所属と愛情の欲求　14
ジョンソン理論　64
人工知能　114, 201, 202
人工知能理論　205

診察室，舞台としての　34
人体　166
身体化　185
身体接触　164
新フロイト主義　123
心理学的ストレス　219
心理学の学問的関係図　110
心理上のストレスの定義　219
心理的課題　134
診療室　35, 36

●す

ストレス　140, 219, 224, 228, 231, 232
　―― の現象学　231
ストレス理論　213
ストレス症候群　216
　―― の3局面　217
　―― の変化　216
ストレッサー　216

●せ

性愛を核とした発達段階　121
性格についての自己概念　97
性器期　122
生物医学　3
生理心理社会的存在　69
生理的な適応様式　69
生理的ニード　14, 15, 16
生理的様式　69
世界へ投げ込まれた存在：人間　229
セカンド・サイバネティクス　57
　―― のモデル　57
世人　143
セックス　98
接触（タッチング）　172
説明モデル　182, 186
　―― の争い　184
セリエ，H.　213, 215, 216

―― のストレス理論　213
セルフケア　22-24, 26, 28, 30
セルフケアエージェント　27
セルフケア要件　24
セルフ・コンセプト　70
潜在期　122
全身適応症候群　215, 216
全代償システム　29, 30

●そ

相互依存様式　70, 73
相互性　81
創発特性　48

●た

対処(コーピング)　220, 231
対人的「気づかい」　243
対人的空間　165
多元的医療体系　186
多様な役割　38
男根期　122
炭疽菌　3

●ち

地位　36, 51
地図
　――, 客観的な　227
　――, 主観的な　226, 227
　――, 正しい　226
中範囲の理論　86
超自我　121
調節器　67, 69
直線的因果関係　49
治癒志向的な構え　154
治療　3
治療的セルフケアデマンド　26
沈黙　166

●て

ディルタイ, W.　151, 159
適応　66, 67
適応反応　68
　――, 調節器による　69
　――, 認知器による　69
適応レベル　67, 68
転移　121, 130
伝染病による死亡率の推移　5

●と

統合失調症　124
動作　163
等終局性　49
道徳的な自己概念　97
特定病因論　3, 214
　―― のアプローチ　214
トラベルビー, J.
　　　　9, 151, 152, 156, 158
トランスパーソナル(超個)心理学
　　　　148
ドレイファス, H.　204-206
ドレイファス兄弟の「技能習得モデル」
　　　　206
ドレイファス, S.　206
ドレイファスの人工知能批判　204

●な

内観心理学　111
ナイチンゲール, F.
　　　　2, 7, 8, 10, 11, 14-16
　―― の看護論　6
内面的自己概念　97

●に

二次的評価　220
日常世界における看護師と患者の出会い　154
日常世界における病いの意味　152
ニューマン理論　64
認知科学　114
認知器　67, 68, 70
認知心理学　113, 114

●ね

ネガティブ・フィードバック　54, 56, 57
──の例　55
ノイズ(かく乱要因)からの秩序形成　58
ノン・コンプライアンス　184
ノンバーバル・コミュニケーション　162, 166, 172
──のいろいろ　162

●は

パーソンズ, T.　40-42, 51, 86
ハイデッガー, M.　143-146, 228, 241, 243
──の『存在と時間』　143
──の哲学　145
白衣　19, 40
パスツール, L.　3
発達的セルフケア要件　25
パブロフ, I. P.　111
パラタクシス的対人関係　125
反射　128
反応　112

●ひ

否定的な自己概念　93
人なみの世界と実存の世界との比較　157
人はその固有の文化のなかで病む　187
百日咳　5
評価　224
──, 一次的　220
──, 二次的　220
──によるストレスの違い　217
病気　3
──による自己概念の変調とそれへの対応　98
──の説明モデルの違い　183
病人役割　40
「病人役割」論の批判　41
ビンスワンガー, L.　146

●ふ

不安　132
フィードバック　53, 54, 56, 67
フィールドワーク　178
ブーバー, M.　156
フォン=フォルスター　58
舞台としての診察室　34
フッサール, E.　142
──の哲学　145
不適応反応　68
負のエントロピー　80
──を特徴とする開放系　80
部分代償システム　29, 30
普遍的セルフケア要件　24
フランクル, V. E.　146, 147, 155
──の実存分析　147
フレイザー, J. G.　177
ブレンターノ, F.　142

フロイト，S. 118, 121-123
　── の精神分析 118, 120
フロム，E. 124
文化ケア 188, 190
　── の再パターン化・再構築 190
　── の調節・取引 190
　── の保持・維持 190
文化人類学 177, 179, 187
　── と医療人類学 176
文化の内側からの理解 178
分子生物学 3

●へ

平均的ストレス表 217
ベナー，パトリシア 9, 198, 209-211, 231, 233, 235, 236, 238, 240-243
　── にとっての看護 239
ペプロウ，H.E. 9, 130-132, 134-136, 154
ヘルソン，H. 66
ヘルムホルツ，H.L.F. 111
ヘンダーソン，V. 9, 14-16, 24, 25
　── の基本的14のニード 16, 25
　── の社会学ぎらい 17
　── のニード論 14, 15, 24

●ほ

ホームズ，T.H. 140, 218
ポジティブ・フィードバック 57
　── の例 54
ボス，M. 146
ボディ・イメージ 95
　── の変化 98
ボディ・ランゲージ 163
ホメオスタシス 52
ホメオダイナミクス 77, 81, 83, 84
　── のイメージ 82
ポランニー，M. 211

●ま

マートン，R. 86
マズロー，A.H. 14, 15, 148
　── の基本的ニード 16
　── のニード論 14, 15
　── の人間性心理学 148
マトゥラーナ，H. 58
マリノフスキー，B.K. 177
丸山孫三郎 57
ミアスマ 4
「みにくいあひるの子」の自己概念 90
ミルズ，W. 86
民族学 176
民族看護学 189

●む・め・も

無意識 119, 120
メイ，R. 147
メルロ゠ポンティ，M. 146
問題(解決)中心的コーピング 221

●や

役割 36, 51, 72
　──，多様な 38
　── とそれを演じている個人 39
　── の特質 36
役割距離 39
役割群 38
役割行動 37
役割様式 70, 72
役割理論 36, 39
病い 181
　── に付着するイメージ 152
　── の意味 152
　── の意味の模索 155

●よ

要素還元論　49
要約　128
よそ者　18

●ら

ラザルス，R.S.　216, 217, 219
　──　のストレスの心理学　217
ラザルス心理学のポイント　224
らせん運動性　81, 82

●り

力学的均衡モデル　50
理論(実験)心理学の流れ　109
理論心理学と臨床心理学　109

●る・れ

ルーベル，J.　231

レイ，R.H.　140, 218
レイニンガー，M.M.　9, 189
　──　(の)看護理論　188, 189
　──　の『サンライズ・モデル』　191

●ろ

ロイ，S.K.　9, 66, 72
　──　の3つの適応様式　70
　──　の適応様式　74
ロイ理論の基本的アイディア　66
ロイ理論の限界　75
ロゴテラピー　147
ロジャーズ，M.　9, 77, 81, 83, 84
　──　の「ホメオダイナミクス」論　61
ロジャーズ，C.R.　127
　──　のクライエント中心療法　127
論文　169

●わ

ワトソン，J.B.　112
我と汝　157